[illegible]

BIBLIOTHÈQUE INTERNATIONALE DE L'A. P. M.

VOLUME V

L'ORIENT
VU PAR UN MÉDECIN

ÉGYPTE, PALESTINE, SYRIE

Par le Docteur Auguste BLIND

LAURÉAT DE L'ACADÉMIE ET DE LA FACULTÉ
DE MÉDECINE DE PARIS

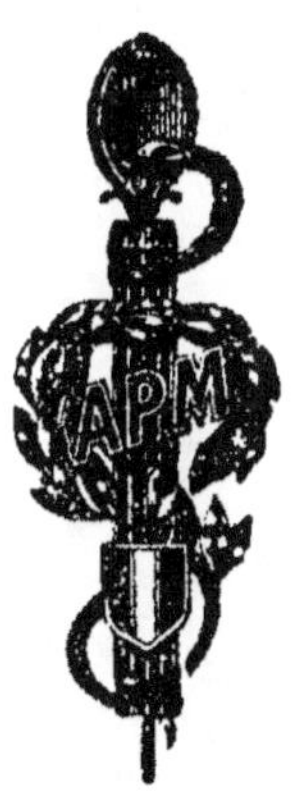

IMPRIMERIE SPÉCIALE DE " SCIENTIFICA "
REVUE OFFICIELLE DE L'A. P. M.
12, Rue François-Millet, PARIS. — 1913

L'ORIENT
VU PAR UN MÉDECIN

BIBLIOTHÈQUE INTERNATIONALE DE L'A. P. M.

VOLUME V

L'ORIENT VU PAR UN MÉDECIN

ÉGYPTE, PALESTINE, SYRIE

Par le Docteur Auguste BLIND
LAURÉAT DE L'ACADÉMIE ET DE LA FACULTÉ
DE MÉDECINE DE PARIS

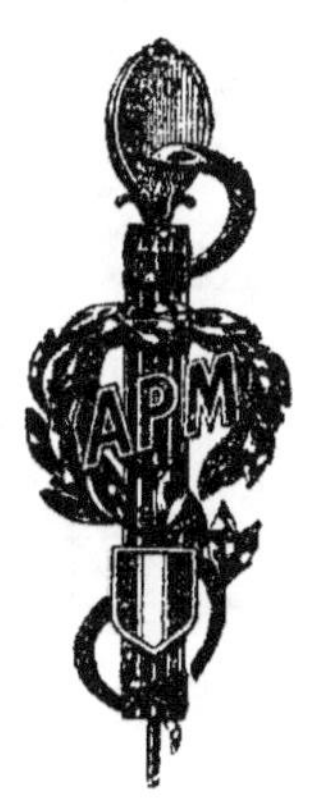

IMPRIMERIE SPÉCIALE DE " SCIENTIFICA "
REVUE OFFICIELLE DE L'A. P. M.
12, Rue François-Millet, PARIS. — 1913

AVANT-PROPOS

AVERTISSEMENT

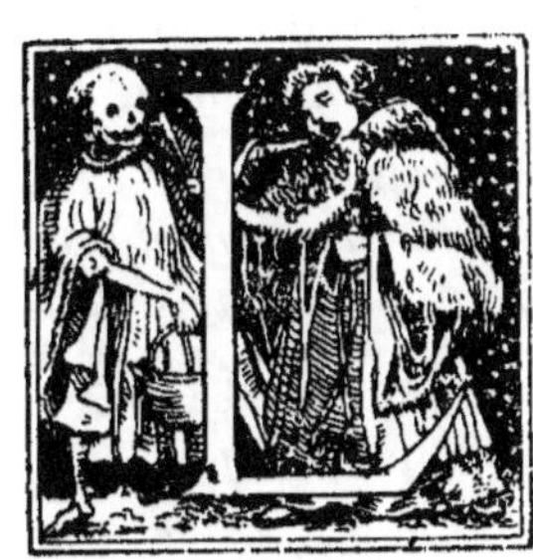

L préoccupation exclusive des idées d'utilité ne convient ni aux âmes nobles, ni aux hommes libres », a dit Aristote. Aussi, pendant mon voyage dans le Levant, n'ai-je jamais eu l'idée d'en rapporter un livre.

Seulement, à mon retour, je me rendis compte que j'avais enrichi mes connaissances d'un grand nombre de notions nouvelles pour moi, et, au cours de plusieurs conversations avec des amis, je pus me convaincre que pour eux aussi il y avait quelques enseignements à tirer de mes observations. Encouragé par mon cher ami Mr. J. A. Étienne-Bazot, je fis quelques conférences à l'Association de Perfectionnement Scientifique et Médical, qu'il préside avec tant *de dévouement, et mes auditeurs voulurent bien approuver mes efforts. Ce que je ne pus leur dire, je l'écrivis pour la revue de l'Association. Les abonnés non seulement voulurent bien me lire, mais m'encouragèrent, en de nombreuses conversations et même par des lettres, à poursuivre la publication de mes notes et de mes idées.*

C'est de la réunion de ces articles qu'est sorti ce petit volume sans prétention, pour lequel, à nouveau, je réclame toute la bienveillance du lecteur.

La genèse de ce livre dit ce qu'il est ou plutôt ce qu'il n'est pas : ce n'est pas un récit suivi, ce n'est pas un livre de pure science : on ne peut pas parcourir près de dix mille kilomètres en moins de deux mois et se livrer à des investigations scientifiques approfondies : celles-ci demanderaient beaucoup plus de documentation et de temps. C'est pourquoi on ne trouvera ici que des impressions perçues par un médecin, il est vrai, mais par un médecin en mal de tourisme scientifique, qui ne veut et qui ne peut, pendant ses vacances, porter à l'étude des institutions, des mœurs, des hommes, des monuments, des sites défilant sous ses yeux, la même attention soutenue qu'il prête à ses malades dans le reste de l'année. Aussi, n'ai-je parlé que de ce que je connaissais suffisamment pour ne pas commettre de grosses erreurs : je ne me suis pas hasardé sur le terrain de l'archéologie, de l'histoire, de l'ethnologie, de la minéralogie, sciences qui ne me sont pas très familières. Je me suis exclusivement tenu à ce que j'avais eu et surtout à ce que j'avais bien eu.

Il n'y a donc lieu de reconnaître aux pages qui suivent qu'un seul mérite, celui de la sincérité. Que celle-ci excuse les imperfections de ce petit travail auprès des lecteurs qui, j'ose l'espérer, voudront bien, comme l'aurait fait Montaigne, donner leur approbation à ma « bonne foy ».

Dr Auguste BLIND.

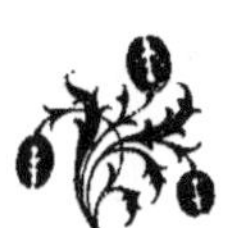

ÉPIDÉMIOLOGIE DU JOUR

CHAPITRE I

POURQUOI ET COMMENT LE CHOLÉRA EST A CONSTANTINOPLE

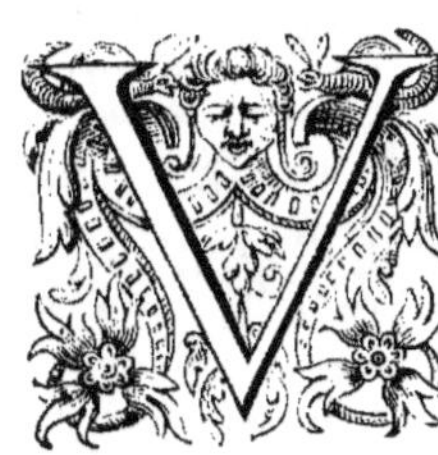

VERS le 10 octobre dernier (1912) nous étions à Jérusalem. De là, nous voulions gagner Damas, Balbek et Beyrouth, en passant par Haïffa, Nazareth, Tibériade et par la ligne de chemin de fer du Hauran, ou, pour prononcer à l'arabe, du Haourân. Nous apprîmes que la région de Damas était entourée d'une zone de quarantaine contre le choléra, qui y avait été vraisemblablement importé par des pélerins venant de la Mecque, contaminée à peu près régulièrement par les musulmans des Indes: ceux-ci achèvent d'ailleurs souvent leur pélerinage en venant jusqu'à Jérusalem, parce que cette ville est sainte pour eux aussi et parce qu'ils aiment les déplacements touristiques autant ou même plus que les Européens. Ces cinq jours de quarantaine à faire dans un lazaret turc faisaient à tout le monde un effet terrifiant : innombrables y sont les chicanes et vexations administratives, ne pouvant et ne devant finir que par un bakchich ; la nourriture immangeable, la saleté dépassant l'imagination, le repos nocturne supprimé par des parasites de toutes espèces, et par dessus le marché les prix exorbitants. Et pourtant il était navrant de devoir renoncer à cette partie d'un plan longuement et soigneusement mûri !

Subitement on apprit que toutes les quarantaines étaient levées. On en conclut que le choléra avait disparu, mais personne n'en savait rien, car dans l'Empire Ottoman personne ne sait rien de ce qui se passe : les journaux n'existent pas, ou, s'ils existent, ils ne donnent que des vérités officielles, ce qui veut dire dictées par les intérêts de l'administration. Les gens soi-disant bien informés racontent ce qui pourrait se passer, mais c'est simplement puisé dans leur imagination.

Mais, en somme, la quarantaine était levée et nous fîmes notre trajet paisiblement jusqu'à Damas. Là nous apprîmes que le choléra existait parfaitement encore dans la population pauvre. Cela ne nous effraya pas, car les bactériologistes nous avaient appris que c'était la maladie la plus facile à éviter : on n'a qu'à boire de l'eau bouillie et à éviter les crudités. Seulement, en passant à la pratique, cela changea : faire bouillir de l'eau aussi bonne que celle de Damas, quelle profanation superflue ! On lisait bien sur les menus de l'hôtel Victoria : thé, 1 fr. 50, seulement un renvoi disait : aux heures des repas, le thé ne peut pas être servi ! Nous demandâmes une infusion de tilleul, de camomille, de verveine, de menthe : on nous répondit avec gravité que ces plantes n'existaient pas à Damas ! c'était d'ailleurs parfaitement faux, car nous vîmes la plus belle menthe poivrée pousser le long de la délicieuse rivière, la Baratha, qui change les alentours de Damas en une exquise oasis, comparable sur terre aux paysages paradisiaques promis par

Mohamed. Il fallut donc boire une affreuse eau de Saint-Galmier, vieille certainement de beaucoup d'années et tarifée 2 fr. 50 la bouteille, tandis que le vin valait 4 francs une petite bouteille. Notez que la température était environ de 30° et que la soif était vive !

Il fallut encore résister à l'attrait du superbe raisin multicolore, des figues savoureuses, des grenades juteuses, à la tentation de la belle salade fraîche, des tomates, des piments qui étaient servis en abondance et qui étaient d'autant plus séduisants qu'il n'y fallait pas toucher ! Nous stérilisions l'eau de toilette par l'addition de formol dont j'étais muni.

Ainsi étaient respectées les prescriptions des microbiologistes.

Pendant que nous faisions ainsi de l'hygiène prophylactique, on mobilisait le Corps d'Armée Syrien. On ne savait pas au juste pourquoi la mobilisation avait été commandée : les uns parlèrent de l'Italie, les autres d'une déclaration de guerre du Monténégro, d'autres d'une simple mesure de précaution contre les peuples turbulents du Danube ; — mais enfin il fallait faire partir la troupe. L'administration commença à s'emparer des chevaux et des mulets qui passaient dans les rues ; comme personne n'avait foi dans les bons remis en échange des bêtes, les habitants des alentours cessèrent de venir au marché et commencèrent à se sauver dans la montagne avec leurs chevaux. Les voituriers firent de même, et on ne vit plus, aux rares voitures autour de la gare, que les plus inénarrables haridelles.

La ligne de chemin de fer vers Alep viâ Ryak et Balbeck fut militarisée et interdite aux voyageurs civils, tout le matériel devant être affecté au transport de la troupe. Oh ! ne croyez pas que ces braves gens faisaient de la prophylaxie, eux ! Dans ces pays de la soif, ils boivent tout ce qu'ils

trouvent et, à plusieurs stations, nous assistâmes à de vraies rixes entre le personnel du
train et les voyageurs de 3me et 4me classe autour
de la locomotive, dont ils voulaient boire l'eau.
Près des gares construites aux endroits où il
existe un peu d'eau, les puits ou les réservoirs
étaient soigneusement cadenassés pour résister
aux assauts des voyageurs altérés.

Comme nous voulions visiter Balbeck, nous
primes un train de la Compagnie Française jusqu'à Ryak et décidâmes de faire les 25 kilomètres,
qui séparent Ryak et Balbek, en voiture. Pendant
que nous nous informions d'un voiturier, un
monsieur vint à nous et se fit connaitre comme
un hôtelier de Balbek : il venait de fermer son
hôtel, parce que tout le village était malade du
choléra, et il fuyait avec sa famille dans le
Liban. Devant ce fait et devant l'impossibilité de
nous loger et de nous nourrir à Balbek, nous
dûmes renoncer à visiter ces ruines si curieuses
qui nous avaient tellement tentées. Seulement les
soldats qui y passaient ne devaient évidemment
pas se priver d'y boire de l'eau et d'y manger les
fruits que les habitants ont coutume de vendre
aux stations. Peut-être même y embarqua t-on
quelques réservistes ou volontaires.

Je n'ai pas besoin de vous expliquer davantage
pourquoi le choléra éclata dans les rangs des
troupes turques dans les Balkans, surtout si
vous vous rappelez que l'intendance n'existe pas
— sauf peut-être sur le papier — et que les malheureux soldats turcs furent obligés de manger
ce qu'ils trouvaient ou de jeûner s'ils ne trouvaient rien. Quant au service de santé, je ne vis
qu'un major avec un bel uniforme et une demi-
douzaine d'infirmiers, qui avaient trois brancards,
un fanion et une pochette de médicaments : s'il
en existait plus, je ne le vis point. Lui, non plus,
ne put protéger les hommes contre la contagion.

Pour vous rassurer au sujet de la sécurité des bords de la Méditerranée et en particulier de nos ports français, je veux vous esquisser les moyens de défense que je vis appliquer. Comme les bateaux mettent 10 jours pour aller de Beyrouth à Marseille et que l'incubation du choléra est au maximum de 5 jours, les voyageurs font *ipso facto* une quarantaine à bord, et Marseille est à peu près à l'abri. Il n'en est pas de même pour l'Égypte. Aussi à Port-Saïd, *l'Orénoque*(1), qui nous transportait, ne fut admis à aborder qu'après une visite sanitaire sérieuse encore au large : un médecin sanitaire vint à bord ; on réunit les voyageurs de 1re et de 2me classe dans le salon et chacun fut appelé par son nom devant le médecin. Après l'inspection de la face et de l'habitus, celui-ci vous invitait à tirer la langue et vous tâtait le pouls. J'eus beau lui dire : « Je vous salue, confrère ». j'y passai tout de même ! Les voyageurs à destination de ce port reçurent une feuille (2) comme celle-ci, et durent verser 5 fr.,

(1) A bord de ce bâtiment j'eus le plaisir de faire la connaissance de M. le lieutenant Braco, de Saint-Tropez, qui voulut bien m'expliquer, avec l'autorisation du commandant, les appareils servant à la direction du navire, cartes marines, compas, sextant, etc. Dès notre arrivée à Marseille, le 30 octobre, M. Braco apprit, à sa grande joie, qu'il repartait quatre jours plus tard sur le *Salazie*, courrier d'Océanie. Fin novembre 1912, ce navire fit naufrage sur les côtes de Madagascar et, en se dévouant pour le salut des passagers qui furent tous sauvés, le lieutenant fut enlevé par une lame et disparut pour toujours dans les flots. Nous saluons avec émotion la mémoire de cette noble victime du devoir.

2) Voici ce document sanitaire :

SERVICE DU GOUVERNEMENT ÉGYPTIEN

Mesures de précaution contre le Choléra

Arrêté du Ministère de l'Intérieur en date du 21 janvier 1911, approuvé en Assemblée Générale de la Cour d'Appel Mixte d'Alexandrie en date du 6 janvier 1911 et remplaçant l'Arrêté Ministériel paru au *Journal Officiel* le 22 août 1910, décidant que : « Article 1er. — Les personnes arrivant en Égypte d'un « pays contaminé de Choléra, ainsi que toute personne ayant « voyagé avec elles, pourront être soumises aux mesures sui-

ce qui ne se passa pas sans récriminations. Ils se
vengèrent par des cartes postales durement sati-
riques, dont je vous présente deux exemples.
Quant aux passagers de 3me et de 4me classe, ils
furent embarqués sur des barcasses et conduits
à la « Quarantaine », c'est-à-dire à un lazaret
d'isolement, pour y être examinés à fond et pour
y faire désinfecter leurs bagages. Ils étaient
nombreux, car ils fuyaient devant l'enrôlement
possible.

« vantes, savoir : Chacune d'elles sera tenue de déclarer à l'auto-
« rité locale : 1° Son nom ; 2° Son adresse et résidence habituelle ;
« 3° Le lieu de sa destination et son adresse pendant les trois
« premiers jours de son arrivée. Elle sera tenue de se présenter
« dans ce délai de trois jours au Bureau Sanitaire local de sa
« destination pour être soumise à un examen, s'il y a lieu. Ces
« personnes auront la faculté, au lieu de se présenter au Bureau
« Sanitaire de leur destination, d'y envoyer dans le délai sus-
« indiqué un certificat de bonne santé signé par un Médecin
« autorisé à exercer en Egypte.

« Article 3. — Tout refus de donner les indications prescrites
« à l'Article 1er, toute indication fausse, ainsi que tout défaut de
« se présenter à l'examen médical, conformément au dit article,
« seront punis d'une amende n'excédant pas L. E. 1 ou d'un
« emprisonnement ne dépassant pas une semaine ».

AVIS. — Toutefois, les passagers de 1re et 2me classe en bonne
santé, ayant voyagé dans des conditions hygiéniques satisfai-
santes, seront exemptés de l'obligation de se présenter au Bureau
Sanitaire pour l'examen médical ou d'envoyer le certificat men-
tionné à l'Article 1er, à condition de remplir la formule ci-
dessous, et de se soumettre à l'examen médical lorsqu'un
Médecin Sanitaire se présentera chez eux. Cette formule, correc-
tement remplie, sera échangée contre le permis de sortie de
l'enceinte et dispensera les passagers de toute formalité ultérieure.
Si elle n'est pas remplie ou l'est incorrectement, les passagers
devront se soumettre aux formalités habituelles au Bureau des
Passeports.

N. B. — Si, dans les trois premiers jours après son arrivée, un
passager se rend à une autre destination ou adresse que celles indi-
quées lors de son débarquement, il devra en informer par écrit le
Médecin Sanitaire du District de sa nouvelle destination ou adresse, en
indiquant le nom du bateau sur lequel il est arrivé.

(Suit la formule à remplir : nom, nationalité, profession, âge,
etc., adresse au Caire (et à Alexandrie si l'on s'y arrête plus de
12 heures , signature. Au bas de la feuille, en caractères gras, on
lit : « N. B. — En vue d'éviter un retard dans le débarquement,
les passagers sont priés de remplir ce bulletin d'une manière
complète et exacte ».

A Alexandrie, la même procédure recommença.

A Marseille, le navire fut conduit au Frioul : le mistral rendit cette manœuvre difficile et il en résulta un retard de 6 heures. Nous avions 1500 émigrants syriens à bord ; ils furent débarqués au Frioul avec leurs bagages, qui devaient être désinfectés pendant que les voyageurs devaient subir un examen médical approfondi. En outre, le médecin du bord les avait vaccinés en cours de route. Les voyageurs de 1re et de 2me classe ne furent plus examinés, le médecin de bord pouvant répondre de notre état de santé après un voyage un peu long pendant lequel il aurait été impossible de soustraire une maladie à l'attention du personnel.

Voilà les raisons pour lesquelles le choléra a éclaté à Constantinople et pour lesquelles il n'a pas éclaté en Egypte ni à Marseille.

DEUXIÈME PARTIE

EN PALESTINE

CHAPITRE II

MÉDECINE ET HYGIÈNE

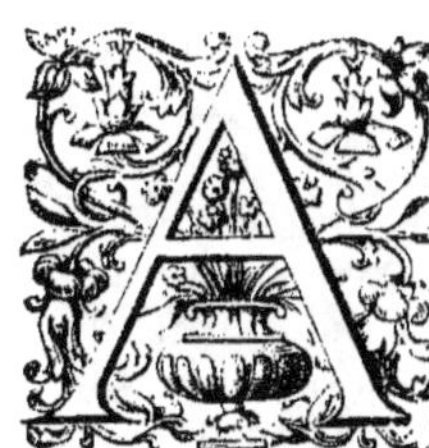

A l'encontre de ce qui se passe ailleurs, ce n'est pas le malade qui court après les soins à Jérusalem, c'est celui qui les donne qui court après le malade. De nombreux couvents ont comme but de soigner les malades, et comme toutes les confessions et toutes les nations savent que la guérison des malades est un des meilleurs moyens pour se mettre en rapport avec l'élément indigène et pour l'attirer sous son influence, qu'elle soit religieuse, nationale ou commerciale, il existe une concurrence considérable, non seulement entre les différents pays, mais aussi entre les différentes religions et sectes religieuses. Si un médecin catholique ne veut pas acquiescer à un caprice de malade, celui-ci a vite fait de le menacer d'aller se faire soigner par les protestants ; si une religieuse française résiste à une exigence d'un hospitalisé, celui-ci n'hésitera pas à lui vanter les prévenances des religieuses allemandes, russes ou américaines ! De la sorte, on en arrive à être à l'affût du malade, et de mettre tout en œuvre pour le retenir. Heureusement qu'on n'en est pas encore aux procédés des cliniques d'accidents de travail de Paris ! Pour le moment, ce sont les Allemands qui semblent les grands favoris : la visite de Guillaume II à Jérusalem, son amitié avec le sultan Abdul Hamid, la construction d'un grand établissement, dit sanatorium, sur la crête du Mont des Oliviers ont fait une excellente publicité à tout ce qui est allemand : l'activité d'un médecin et surtout d'un chirurgien remuants et, il faut bien le dire, la modicité des honoraires dont ils se contentent souvent, entretiennent la faveur acquise. Néanmoins, la médecine française est également dignement représentée à Jérusalem par notre confrère le Dr Drouillard, médecin appointé par le Ministère des Affaires Étrangères et successeur du Dr Mauchamp, qui périt à Marrakech, et par le bel Hôpital Saint-Louis, qui forme une annexe du couvent de N.-D. de France. J'eus l'occasion de visiter cet établissement, qui répond bien aux desiderata hygiéniques modernes. Le Dr Drouillard y a obtenu la construction d'une salle d'opération moderne, bien éclairée, munie des instruments et des appareils nécessaires à leur désinfection ainsi qu'à la toilette des mains. Il est un bon opérateur et exécute couramment les opérations abdominales et autres. Il est également rompu à toutes les difficultés de l'ophthalmologie, qu'il a déjà pu étudier à loisir pendant son long séjour à l'Hôpital Général de Tunis. Cette discipline est d'une importance primordiale dans les pays chauds : non seulement l'excessive clarté du soleil et la réverbération du sol nu et trop souvent dépourvu d'arbres fatigue les yeux, mais la fine poussière du désert et des pistes irrite aussi les paupières : la poussière que soulève le passage d'un troupeau, d'une file de chameaux, voire même de quelques ânes que

le convoyeur pousse devant lui, est considérable
et, pour peu que le vent souffle, de vrais nuages
de sable extrêmement fin pénètrent dans les
yeux, même lorsqu'on les protège avec des
lunettes fumées, comme doit le faire l'Européen.
Quand on pense en plus au peu de soins
de toilette que prennent les Arabes indigènes, et
que la pénurie d'eau explique sans les justifier, on
ne s'étonne plus de la fréquence de toutes les
infections et inflammations oculaires.

Cette même pénurie d'eau explique le grand
nombre d'infections intestinales, de la fièvre
typhoïde, de la dysenterie, des embarras gastriques fébriles et d'autres paratyphus. Il est
même curieux que ces maladies ne soient pas
plus fréquentes à Jérusalem, où la plus grande
réserve d'eau est l'eau de pluie des citernes, qui
datent, en partie, du temps de Salomon. On l'en
retire à l'aide de seaux, on l'emplit dans des
outres que des hommes emportent sur leur dos
pour en vendre le contenu dans les rues. Le
D' Drouillard croit que la teneur élevée de sulfate de chaux dans les roches donne lieu à la formation de produits sulfureux, empêchant, jusqu'à un certain point, la pullulation des germes.
Il n'en est pas de même dans les campagnes des
alentours, où les rares sources ne sont protégées
par aucun abri, et où l'on voit les indigènes boire
de l'eau dans laquelle se promènent des sangsues, des mollusques et des grenouilles. Dans la
belle source Aïn-es-Soultan ou Fontaine d'Elisée, près de Jéricho, dont l'eau jaillit assez abon-
dante pour actionner un moulin et pour abriter
des poissons, je vis les conducteurs d'une caravane prendre un bain, tout en buvant abondamment de cette même eau, qui allait, en aval,
abreuver d'abord leurs chameaux et ensuite tout
le village. Puis ils en emplirent leurs outres et
leurs gargoulettes avant de reprendre leur péré-

grination. Avec toutes les personnes présentes — toutes indigènes bien entendu — ils nous invitèrent à boire avec eux, et ils ne furent pas peu surpris de voir ces mécréants maudits résister à l'attrait d'une eau fraîche de 26° par une température ambiante de 40° ou plus, qui régnait dans la vallée du Jourdain à l'heure où nous nous y trouvions, à dix heures du matin environ. Effectivement, il fallait de l'énergie pour résister à une pareille aubaine !

Malgré la pénurie de l'eau et malgré le peu de soin accordé à sa manutention, le gros des maladies reconnaît, en Palestine, une autre origine que le colibacille ou que le bacille d'Eberth. La maladie dominante est le paludisme : à l'hôpital, le type le plus fréquent est un embarras gastrique paludique : le malade entre avec une température de 39° à 40° avec une grosse rate, une langue saburrale, un épigastre douloureux et de la constipation. On lui fait une injection de quinine : la température tombe, et sous l'influence du repos et de quelques piqûres de cacodylate de soude ou d'une autre préparation arsénicale, les forces et l'appétit ne tardent pas à revenir. Les enfants européens, les employés de la ligne du chemin de fer de Jaffa à Jérusalem, les cultivateurs de la banlieue — tout le monde est impaludé.

Il ne m'a pas été possible d'élucider le rôle des anophèles : ce qui est certain, c'est que partout les lits sont garnis de moustiquaires, preuve que les moustiques sont nombreux. Mais il m'a semblé plus évident de dire, comme le professeur Jeanselme : « l'habitat du paludisme, c'est le sol non défriché ; ce qui chasse le paludisme, c'est la culture » (*Conférence faite le 3 juin 1912 à l'A. P. M.*), car la plus grande partie de la Palestine est en friche. Pourtant le pays est fertile : partout où un couvent s'entoure d'arbres, ils poussent ; partout où il y a un village, la terre cultivée donne des récoltes superbes d'olives, de raisins, d'oranges et de citrons, d'amandes, de figues, de dattes ; partout où l'on a installé des colonies agricoles israélites, de superbes oasis sortent de terre et prouvent que l'antique Terre Promise ne redemanderait qu'à redevenir ce qu'elle fut. La cause de sa déchéance ne tient pas à son sol, mais à ceux qui le possèdent, je veux dire à l'administration des Turcs. Pour en juger, il suffit de savoir qu'un pied d'olivier est grevé de tels impôts que la récolte des olives ne suffit pas pour les payer. Comment le propriétaire ne serait-il pas tenté de couper son arbre pour en vendre le bois et surtout comment pourrait-il être tenté d'en replanter d'autres qui resteront plusieurs années avant de produire, tout en payant un lourd tribut ? Là, la prophylaxie du paludisme ne tiendra jamais dans quelques grillages de treillis posés aux fenêtres ; il faudra de profondes modifications administratives ou politiques pour vaincre ce terrible ennemi.

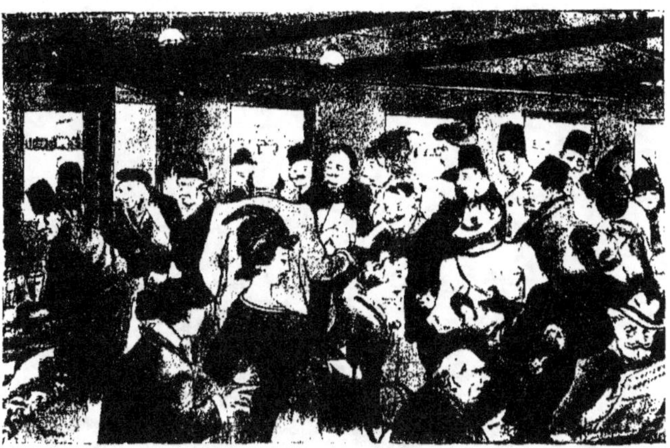

Visite sanitaire à bord d'un paquebot à Alexandrie
Carte postale satyrique (page 22)

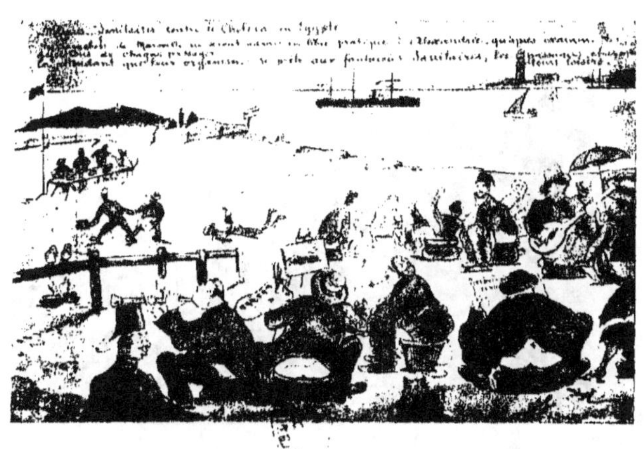

Mesures sanitaires contre le choléra en Egypte
Carte postale satyrique (page 22)

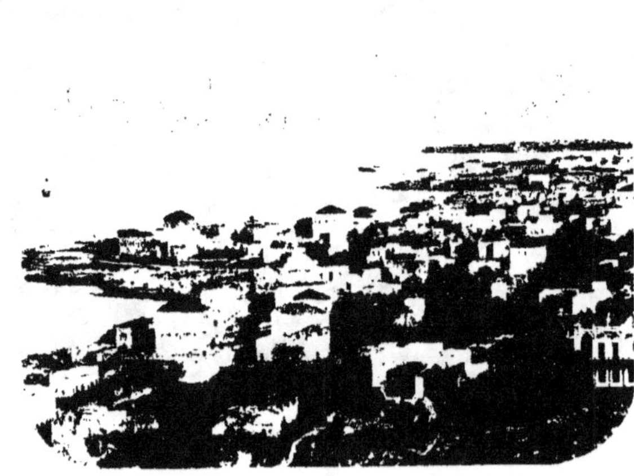

BEYROUTH. — Vue générale, au fond le Mont-Liban (page 49)

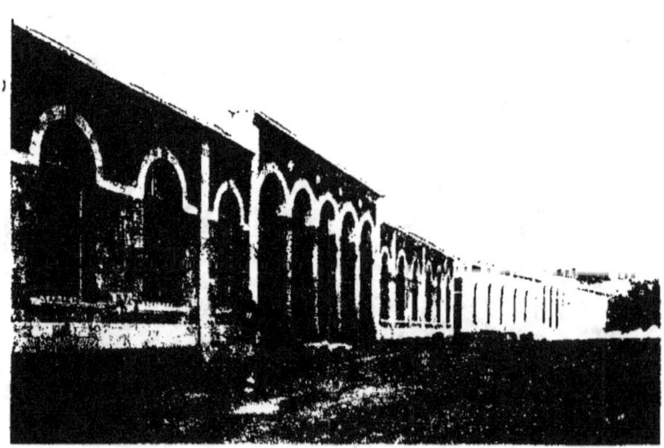

BEYROUTH — La Faculté de Médecine
Nouveaux bâtiments déjà construits (page 66)

CHAPITRE III

VISITE A UNE LÉPROSERIE

E pourriez-vous pas me faire visiter une léproserie ? dis-je au Dr Drouillard.

— « Mais parfaitement, il y « a un hôpital allemand pour « lépreux, où l'on est facile- « ment admis ; je connais un « peu le Dr Einsler qui en « est le médecin. D'ailleurs je n'y suis jamais « allé et je suis content d'avoir un prétexte « pour le visiter ». — Je remerciai mon confrère pour son amabilité qui ne me surprit plus, car lui et un groupe de compatriotes de Jérusalem m'avaient déjà tellement gâté par toutes sortes de gentillesses que je savais d'avance que tous mes désirs seraient exaucés. Je profite de cette occasion pour exprimer ici toute ma gratitude la plus sincère à notre confrère et à ces messieurs pour leur amabilité inépuisable. Ils ne s'amusent pas tous les jours à Jérusalem ! on y est affreusement isolé du reste du monde et on a vraiment l'impression d'être sur les extrêmes confins de la civilisation. Les relations avec la France et avec le reste de l'Europe sont rares, longues et difficiles. Les bateaux ne peuvent pas toujours aborder à Jaffa qui n'a pas de port et dont la plage est défendue par une série de récifs et d'écueils ; bien des fois les barques ne peuvent pas les franchir pour aller aborder les steamers, malgré l'habileté des bateliers indigènes ; les courriers postaux et les voyageurs ne peuvent alors pas y être débarqués et on reste quelquefois fort longtemps sans recevoir les journaux. Aussi c'est une vraie fête quand des touristes français y viennent apporter des nouvelles de France et, en particulier, de Paris : je n'oublierai jamais la curiosité et l'attention soutenue qu'on prêtait à nos récits quand nous racontions à ces exilés les nouvelles de chez nous, l'encombrement de nos boulevards et de nos rues, les modes féminines, les agrandissements des grands magasins, les exploits des aéroplanes que nous avions vus ailleurs que dans l'*Illustration*, l'inauguration des nouvelles lignes du métro ou des autobus ! Après les repas on restait parfois des heures autour de la table à raconter ces petits faits divers, qui prennent tant d'importance quand on est au loin.

Le Dr Drouillard et moi primes rendez-vous pour 4 heures après la sieste, car en octobre, il fait encore bien chaud l'après-midi, et il n'est guère possible de circuler agréablement à pied. « Vous auriez pu aller en voiture ? » allez-vous dire. Pour aller en voiture il faut des routes, et la route est un objet bien rare en Turquie d'Asie. Il y a des pistes et des chemins, où l'on passe à âne ou à chameau, mais on y est tellement cahoté en voiture qu'on aime mieux s'en passer. Rouler carrosse dans les rues de la ville est également impossible : d'abord le relief du sol est très tourmenté et beaucoup de voies sont interrompues par des marches et des pentes abruptes, d'autant plus difficiles à pratiquer qu'elles sont pavées avec une pierre calcaire qui devient à l'air dure et glissante comme du marbre; toutes les substances grasses des déchets ménagers les vernissent comme à plaisir, le pavé n'est jamais lavé et il n'était pas tombé une goutte d'eau depuis sept mois! De la sorte même le piéton est obligé à une grande prudence; ensuite ces voies sont très étroites, tournent souvent à angle droit, passent sous des voûtes ou sous des porches, sont encombrées de petits étalages et d'animaux de selle et de bât, sans compter les brebis laitières attachées aux portes; à la moindre alerte elles prennent peur et se mettent naturellement en travers; aussi, ne voit-on quelques voitures que sur la route qui conduit de la gare à la Porte de Jaffa et dans le quartier européen, qui forme une banlieue en dehors des murs si pittoresquement crénelés de la cité sainte.

Nous prîmes du côté de ce moulin à vent qui se voit de loin sur une colline à l'ouest de Jérusalem et nous nous enfonçâmes entre des jardins d'oliviers bordés de murs. Un joli petit serpent filait le long du mur, le même chemin que nous; un indigène qui travaillait là se mit en devoir de le tuer, et à ma demande de laisser la vie sauve à la petite bête, il répondit : mais il va grandir! et lui écrasa la tête de sa bêche.

Nous arrivâmes à une grille et sonnâmes. Un jardinier indigène vint nous ouvrir. Le Dr Drouillard lui dit en arabe le but de notre visite et aussitôt la porte s'ouvrit. Oh! la bonne fraîcheur qui régnait dans ce jardin, entre des plate-bandes de fleurs et de plantes, sous des arbres donnant de l'ombre; parmi le parfum de la végétation des papillons voltigeaient et des cigales chantaient. Une religieuse protestante de l'ordre de Herrenhut nous reçut sur le seuil d'un pavillon solidement construit de moëllons et surélevé de huit ou dix marches. Elle se mit de suite à notre disposition. sans nous en vouloir de la déranger et d'être Français. La plus grande propreté régnait dans les pièces un peu nues comme celles de tous les hôpitaux modernes : elles étaient toutes bien éclairées, soit par le jardin du dehors, soit par des cours-jardins distribués à l'intérieur, comme les patios usités dans tout l'Orient et en Espagne. Des stores épais protégeaient les salles contre la chaleur. Nous commençâmes notre visite des salles de malades et je m'empresse de dire que nul sentiment d'horreur ne nous assaillit. Pittoresquement accroupies par terre en groupes, les femmes nous souriaient de leurs grands yeux d'Orientales et se prêtèrent volontiers à notre examen, de même qu'un peu plus tard les hommes. La plupart des patients étaient atteints de lèpre nerveuse. ayant amené l'atrophie de leurs muscles des mains et des bras. parfois des pieds, avec la déformation classique de la main en griffe. Par ci, par là il manquait bien une phalange que le lent sphacèle avait fait tomber. Nous vîmes une seule jambe amputée, avec une très belle cicatrice : il avait fallu procéder à son ablation à cause d'un processus phlegmoneux qui avait envahi un ulcère lépreux du pied. A la palpation, on sentait chez presque tous les malades sous la peau de nombreux nodules durs et indolents, depuis la taille d'un haricot jusqu'à celle d'un marron d'Inde, des lépromes. Il y avait aussi deux ou trois nez effondrés par les progrès de la lèpre nasale, qui évolue comme un coryza atrophique. Une malade était aveugle par une localisation oculaire de l'infection hansennienne. Une autre avait un petit léprome sous conjonctival, très intéressant au point de vue diagnostique : si cette localisation avait été isolée et primitive, il n'aurait pas été facile de lui donner sa vraie signification.

Nous ne pûmes voir ni le type de morfea alba, ni de cas arrivé à la période ultime. La religieuse nous raconta que les sujets succombaient le plus habituellement à une asphyxie progressive, provenant du développement des lépromes autour du larynx, de la trachée ou des bronches.

Nous ne manquâmes pas de lui poser la question de la contagiosité. Elle ne la redoutait pas beaucoup, pour ne pas dire qu'elle n'y croyait pas : elle-même était attachée depuis 22 ans à des lépreux : non seulement elle n'avait jamais été contaminée, mais elle n'avait jamais vu de transmission de la maladie. Elle nous conduisit néanmoins spontanément au lavabo à notre départ. Au point de vue du traitement, elle était encore plus sceptique : on employait un peu d'huile de chaulmogra sans succès apparent, uniquement pour l'effet moral : un sérum qu'on avait récemment envoyé d'Allemagne à la léproserie, avait occasionné plus de mal que de bien. Elle nous demanda si nous n'avions pas de sérum curatif : cela devrait pourtant pouvoir se faire pour une maladie à évolution si lente, où l'on aurait tout le temps pour agir ! Nous lui avouâmes humblement que nous ne savions pas cultiver, ou à peine, le bacille de Hansen, qu'elle connaissait pour l'avoir vu rechercher dans un but diagnostique par le médecin de l'Institut, et qu'il fallait partir de là pour faire un sérum ; et pourtant pendant sa mission de 1911 en Norvège, l'A. P. M. a appris du savant directeur de la léproserie de Bergen, le Dr Lie, que celui-ci attendait avec les plus grands espoirs la confirmation par le temps des résultats déjà obtenus par lui dans cet ordre d'idée.

Les malades internés là n'avaient pas l'air triste, ni désespéré qu'on pourrait supposer : ceux qui le pouvaient, contribuaient à vaquer aux soins du ménage ; les autres se laissaient vivre, car les populations d'Orient ne sont pas dévorées par cette fièvre d'activité qui caractérise les Occidentaux : leurs longues et monotones chansons ne glorifient-elles pas avant tout la douce paresse du harem où la femme se repose en fumant, dans l'attente du seigneur et maître et des joies sensuelles que sa visite doit lui apporter ? Et les hommes travaillent-ils pour autre chose que pour leur frugal entretien et pour celui de la famille ? Quand le pain quotidien est assuré, à quoi bon se fatiguer ?

Nous remerciâmes la religieuse pour son accueil bienveillant et la félicitâmes pour son beau jardin. Elle nous dit être bien malheureuse à ce sujet : le niveau de l'eau de sa citerne commençait à baisser d'une façon inquiétante et elle était obligée de rationner ses cultures. On n'a pas idée en Europe de ce qu'est une grande agglomération sans cours d'eau, sans sources et vouée à l'usage des citernes !

Nous quittâmes la léproserie au soleil couchant, pour traverser la colonie allemande, constituée par quelques maisons entourées d'arbres et de jardins comme dans les villages de la Forêt-Noire.

Pendant que l'astre du jour s'enfonçait derrière les montagnes de Judée, le ciel s'illumina de toutes les teintes merveilleuses qui font de chaque soirée d'Orient un spectacle indiciblement beau. Le Dr Drouillard et moi revînmes au clair de la lune vers la prestigieuse capitale religieuse de la moitié de l'Univers, admirant la calme beauté de la nuit tropicale et causant une fois de plus de notre lointaine et chère Patrie.

CHAPITRE IV

LES DRUSES

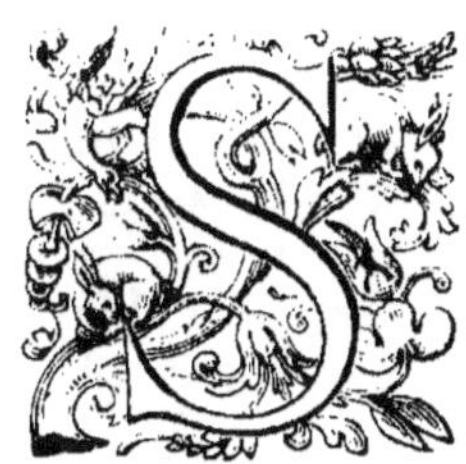

S on m'avait questionné sur les Druses avant mon voyage dans le Liban, j'aurais pu répondre tout juste qu'ils formaient une secte musulmane et qu'ils avaient, à plusieurs reprises, massacré les Maronites chrétiens. Sur place, je m'enquis des détails : peut-être y a-t-il d'autres personnes pas plus instruites que moi à leur sujet qui liront mes renseignements avec fruit. Notre ami, le Dr Barakat de Homs, à qui j'ai soumis mes notes de voyage sur cette curieuse population, qu'il coudoie depuis son enfance, les a trouvées justes et elles peuvent donc être considérées comme vraies.

Au temps des Fatimides (au Xe siècle environ) parût en Égypte un prophète nommé Hakkem, nom signifiant *le gouverneur* : il devait fonder la nouvelle et seule vraie religion. Vivant dans un pays acquis à l'Islam, il admit l'origine divine du Koran, mais il nia que Mohamed en fut l'auteur et le traita d'imposteur et de faux prophète dépourvu de toute mission céleste. Il rédigea lui-même un autre Koran assez volumineux. Il y enseigna un strict monothéisme, mais se prétendit l'incarnation de Dieu sur la terre, dieu avec lequel il se serait de nouveau fondu et identifié après sa mort et après son ascension au ciel. Cette doctrine est loin d'être originale ou nouvelle! Au point de vue de la morale, il enseigna l'amour de la famille et l'amour du prochain, sous forme de la plus large hospitalité à accorder aux étrangers : encore maintenant, on peut rester pendant des semaines, des mois, une année entière l'hôte d'un druse dans le Hauran : on raconte que de nombreuses familles se glorifient d'avoir perdu toute leur fortune à héberger ainsi des voyageurs. Un gardien d'une propriété surprit un jour son jeune maître, retour de voyage, chassant dans ses jardins : comme le jeune homme avait grandi, il ne le reconnut point et voulut l'expulser : celui-ci se fit connaître et ne reprocha pas tant au serviteur de lui avoir manqué de respect que d'avoir manqué à son devoir d'hospitalité : il lui défendit d'empêcher à l'avenir qui que ce fût de chasser sur ses terres.

Hakkem n'admit pas la polygamie : les liens conjugaux sont difficiles à rompre et le divorce ne peut être obtenu qu'en cas d'injures graves ou de stérilité de l'épouse. Et encore n'est-il guère pratiqué dans les familles aisées, mais seulement parmi les pauvres. Par contre, l'intolérance religieuse est absolue et l'extermination des infidèles est ordonnée : c'est ce qui explique les massacres des Maronites, qui reviennent à intervalles réguliers.

Les fidèles se classent en deux catégories : les religieux et les non religieux, ou, si l'on veut, les initiés et les non initiés : les premiers seuls ont le droit de connaître les livres saints, tenus secrets aussi, et à plus forte raison, pour les musulmans, les chrétiens et les juifs. Pour perdre ce droit, il suffit de s'habiller à l'européenne ou de fumer. Quand on refuse sous un prétexte quelconque une cigarette à un Libanais, il vous répond en plaisantant : seriez-vous donc un Druse ? Les femmes se voilent la face d'une façon particulière avec un tissu qui masque la moitié du visage ; un seul côté est livré à la vue du public, l'autre étant réservé au mari.

Après la mort, on ne va pas au paradis directement : il y a une métempsychose. L'âme va d'un corps dans un autre, mais jamais dans celui d'un animal. Quand, dans un village, un enfant voit le jour au moment où une autre personne meurt, la famille du mourant remplace ses pleurs par des cris de joie et apporte au nouveau-né comme cadeau de nombreux vivres, du miel, de la farine, des fruits, et d'autres objets ayant appartenu au défunt, car elle croit que l'âme du moribond a passé dans le corps du nouveau-né, qui serait jusqu'à un certain point identique à lui. Comme preuve de la vérité de cette doctrine, une personne d'une haute culture intellectuelle, me cita le cas d'un enfant qui aurait indiqué le lieu de son existence antérieure ; conduit sur place, il y aurait reconnu tous les endroits, les désignant et les décrivant d'avance ; il y aurait reconnu les siens et leur aurait rappelé des faits vécus en commun. Des cas de ce genre seraient assez fréquents parmi les Druses. Les psychologistes n'auront pas de peine à les expliquer.

Après une série de transmigrations, l'âme va au paradis, où les joies et les satisfactions matérielles et sensuelles, décrites avec beaucoup de complaisance dans les livres saints, sont encore plus variées et plus nombreuses que dans le paradis de Mohamed. Les chrétiens bons peuvent aussi y entrer, mais ils y sont domestiques !

les autres hommes, non Druses, n'y sont pas
admis. Les femmes druses ont une âme comme
les hommes.

Après la mort de Hakkem, les Druses quit-
tèrent l'Egypte; il est probable qu'ils en furent
expulsés, mais ils prétendent l'avoir quittée vo-
lontairement sous la conduite d'un nommé Drusus, en arabe Dourse; ce mot signifie *le Chef*
et semble avoir désigné plutôt la fonction de
l'homme que l'homme lui-même, comme Pharaon dans la Bible, ou Brennus dans l'Histoire
de Rome. Ce Drusus les conduisit dans le Liban
et dans le Haurân, où ils habitent encore maintenant au nombre d'environ cinquante mille; il
donna son nom à toute la communauté.

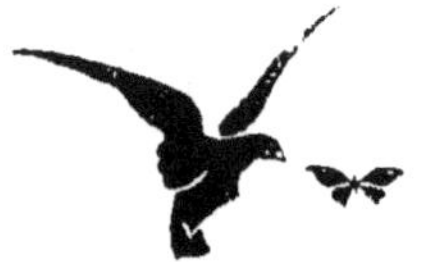

TROISIÈME PARTIE

EN SYRIE

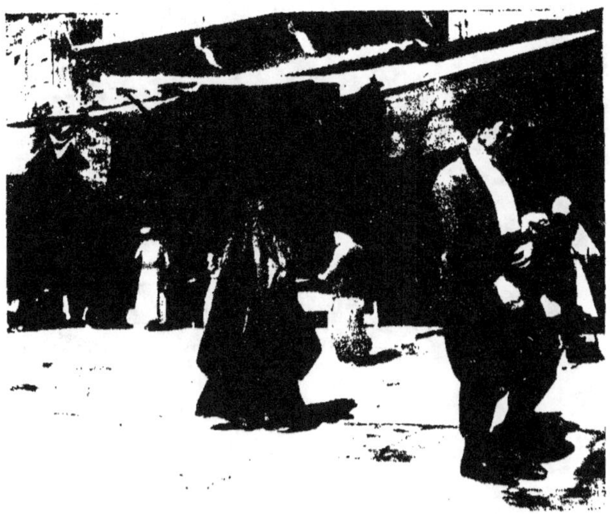

BEYROUTH. — Le bazar de la Grande Rue (page 55)

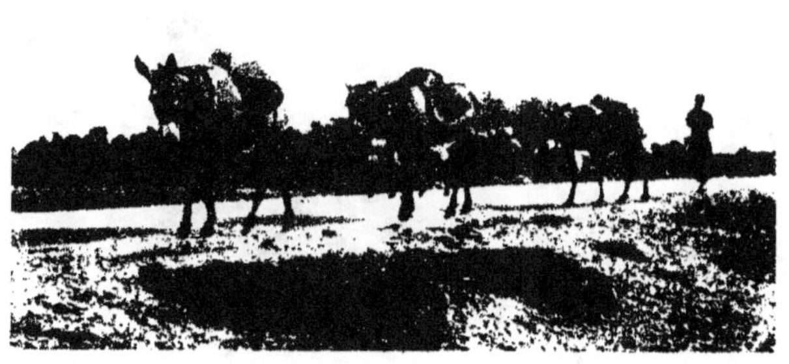

Les " bourricots " de Syrie (page 71)

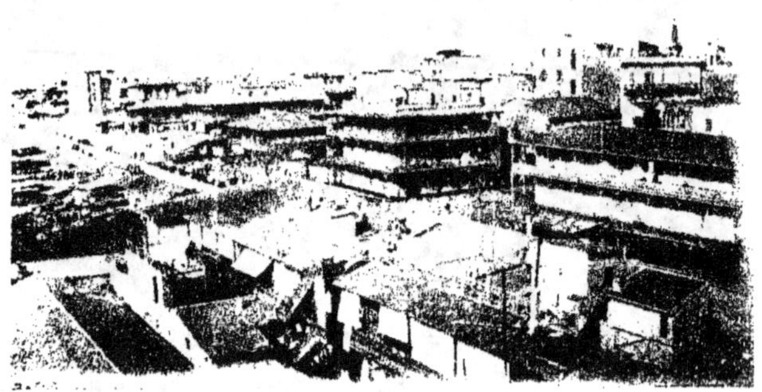

PORT SAID — Vue générale (page 8)
La Rue de la Poste

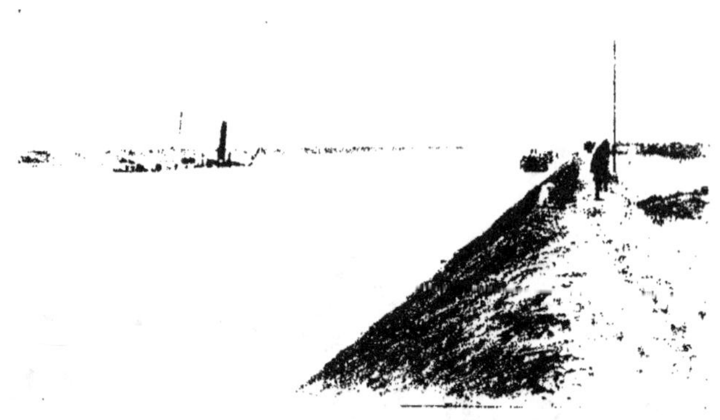

Le Canal de Suez (page 75)

CHAPITRE V

UN PEU D'HISTOIRE NATURELLE

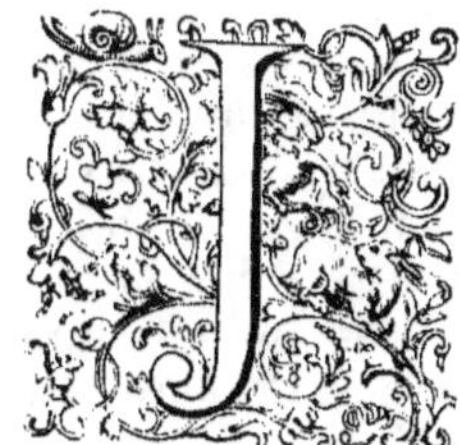

E vis Beyrouth pour la première fois par ma lorgnette du haut d'Aïn Sofar, situé à 1.400 mètres d'altitude, près de la crête du Liban ; un peu en avant du village et de l'hôtel aristocratique, où la bonne société de Beyrouth vient passer les mois les plus chauds de l'année et où les dames, en particulier, jouent aux cartes pour des enjeux parfois fort élevés, s'élève un petit mamelon d'où la vue s'étend jusqu'à la Méditerranée. Il n'est pas difficile, sur ce petit mamelon, de ramasser de jolies pétrifications.

Sur le côté septentrional d'une presqu'île s'étend la grande ville avec son port et le coteau le Ras el Beyrouth, la tête de Beyrouth, tandis qu'au sud une dentelle blanche d'écume démontre l'existence d'une série d'écueils et de rochers qui accompagnent la côte. La teinte rose de la montagne, piquée des taches vertes des bois, est un spectacle merveilleux. Une ligne de chemin de fer, qui fait honneur à nos ingénieurs français, descend de 1.400 mètres à 4 ou 5 mètres d'altitude

4

vers la mer, sur un parcours de 50 kilomètres à travers des régions où la ville de Beyrouth a fait de sérieuses tentatives de reboisement à l'aide de pins, qui ressemblent un peu aux pins parasols de notre Provence, tout en ayant un jeu de branches plus marqué. C'est un contraste frappant, cet effort de reboisement fait par la belle cité touchée par nos idées, et la guerre à outrance à l'arbre que livre le gouvernement turc ; ainsi, en Palestine, un olivier est tellement grevé d'impôts que ses fruits ne suffisent pas à les payer : quoi d'étonnant si le cultivateur trouve plus rémunérateur de couper l'arbre et d'en vendre le bois plutôt que d'en planter et d'en greffer d'autres ! Vous connaissez les conséquences du déboisement, qui ont souvent été exposées au point de vue géographique physique par Elisée Reclus, dans l'Atlas de Schrader et dans la Revue du T. C. F., et par de nombreux médecins dans la presse médicale : au point de vue géographique : dessèchement du pays qui est perdu pour la culture et qui nourrit tout au plus des troupeaux de chèvres et de moutons : formation de marais et de mares avec développement de moustiques, et par suite de paludisme avec ses séquelles : misère physiologique et économique, dépopulation et émigration : à Jérusalem, le paludisme est endémique, et à l'Hôpital français le type le plus fréquent de maladie est un embarras gastrique avec fièvre paludéenne, cédant rapidement à la quinine et aux préparations arsénicales : à Beyrouth, je ne vis qu'un seul paludique, et encore n'était-il pas du pays : c'était un homme qui était venu à pied de Bagdad — simple promenade de trois mois ! — qui prouve combien ces Arabes sont enclins aux déplacements.

Outre les pins, on voit des cyprès, des oliviers, des caroubiers, des néfliers du Japon aux fleurs balsamiques, des palmiers, des citronniers, des

orangers, mandariniers et cédratiers, des grena-
diers dont les fruits mûrs piquent des taches
rouge vif dans le feuillage, comme dans les
livres d'images des enfants : dans les coins
perdus poussent des figuiers, il y a un peu de
vigne, quelques platanes ornent les alentours
des villages, et des touffes de genêts à fleurs
dorées garnissent les pentes, tandis que les
agaves (vulgo aloès) sont rares ou absents : par
contre, l'opuntia ou figue de Barbarie est com-
mune : plus on descend vers le littoral, plus les
mûriers sont communs : en automne ils sont dé-
pourvus de feuilles, car elles ont servi de nourriture à de nombreux vers à soie qu'on élève sur des
claies de jonc, qui pousse partout où il y a un
peu d'humidité et qui sert à enclore les pro-
priétés : il atteint une hauteur considérable, jusqu'à 4 et même 5 mètres.

Il y pousse aussi de la canne à sucre : on en
vend des tiges comme on vend chez nous des
pommes aux petites voitures, pour les manger
sur place. On coupe la canne entre les anneaux ;
on enlève la partie ligneuse qui se détache facilement de la moëlle : celle-ci semble assez sèche
au toucher, mais si on la mord, il en sort une
abondance surprenante d'un liquide légèrement
sucrée : vers la sommité la moëlle est assez
tendre pour pouvoir être mangée entièrement.
Ce liquide doit contenir des diastases nombreuses, car les médecins de Syrie ordonnent
souvent la canne à sucre à leurs dyspeptiques ; il
est possible que la mastication contribue aussi à
améliorer la digestion des malades, à l'instar des
capsules à mastiquer des Américains.

Comme culture, on rencontre en automne du
maïs, du sorgho, des haricots, des tomates, des
aubergines et surtout de nombreuses variétés de
courgettes, lesquelles farcies forment un des
légumes les plus répandus : dans les jardins, il y

a des carottes, des radis, des salades, des choux, des bananiers. Les fleurs sont assez rares ; nous avons vu de superbes Bougainvilles, ce bel arbre qui devient grand comme un platane, couverts de leurs fleurs écarlates, des tubéreuses, quelques œillets, des liserons bleus et rouges et, à l'état sauvage, quelques dianthus, des chardons bleus et surtout des scilles ; les pentes rocheuses sont couvertes de thym et d'autres petites plantes à feuillage sec et épineux que je ne pus déterminer faute d'inflorescences. Vous pensez qu'avec des essences si différentes, on peut faire des jardins des plus agréables. Celui qui s'étend derrière la nouvelle Faculté Française et dans lequel on va construire l'hôpital destiné à l'enseignement, est un modèle du genre et pourra servir à l'enseignement botanique des élèves et en même temps de lieu de repos et de promenade aux convalescents. D'ailleurs, l'hôpital français aussi est précédé d'un jardin, qui est un vrai lieu de délices, surtout dans un pays chaud.

Comme faune, on rencontre également une grande variété : à Aïn Sofar j'ai vu deux aigles : il y a de jolies corneilles noires et grises et de nombreux oiseaux, qu'il aurait fallu tirer pour les déterminer ; car s'il est aisé chez nous de reconnaître un chardonneret ou un pinson, il n'en est pas de même pour des oiseaux exotiques qu'on voit pour la première fois. Les routes sont égayées par de nombreux lézards, non seulement de l'espèce qu'on voit chez nous, mais surtout par une espèce plus grande, qui a cela de particulier qu'elle se sauve en levant la tête et la queue, ce qui lui donne un aspect d'oiseau et vous fait penser involontairement à la doctrine évolutionniste qui enseigne que les sauriens se sont transformés peu à peu en bipèdes. J'eus aussi la surprise de rencontrer une grenouille sur une côte tout à fait aride, espèce qui m'était inconnue, de couleur brune avec des raies rougeâtres, à corps trapu et à pattes un peu grêles qui la faisaient ressembler un peu à un crapaud ; mais elle savait parfaitement sauter, quoique plus lourdement que notre rana temporia, peut-être un Pelobates ou un Bombinator. Les coléoptères et les papillons sont rares en automne, mais à la promenade de Beyrouth, à la place de l'Union, j'ai trouvé une chenille du Sphynx Nerii ou du laurier rose, d'une dimension superbe.

Les moustiques ne sont pas excessivement nombreux, mais néanmoins tous les lits sont garnis de moustiquaires, qui vous protègent aussi contre la mouche domestique qui abonde partout et ne se gêne pas pour se poser sur les paupières des indigènes infectées d'ophtalmie ou de trachome, et de venir de là vous importuner de ses caresses ou partager avec vous votre boisson ou vos aliments.

CHAPITRE VI

VIE URBAINE, APERÇUS SOCIAUX

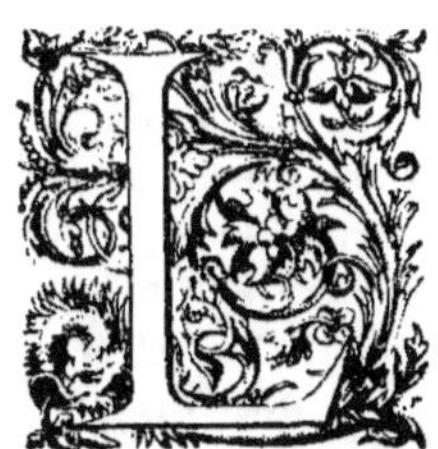

A gare de Beyrouth se trouve contre le port, en pleine rue. L'aspect d'une rue permet déjà de juger certaines questions d'hygiène ; aussi ma description ne sera-t-elle pas exclusivement touristique malgré les apparences. De nombreux porteurs s'offrent au voyageur avec de grands cris et on en serait pas mal abasourdi, si on n'avait pas déjà pris un peu l'habitude de l'Orient. Pour un salaire infime, ils portent les charges les plus lourdes aux hôtels. Ils s'y prennent d'une façon ingénieuse : une corde passée à la partie supérieure du colis posé sur le dos, entoure le front du porteur qui fait supporter ainsi à ses muscles de la nuque une partie de la charge. Un gamin de quatorze à quinze ans porta ainsi notre malle d'environ cinquante kilos à l'hôtel, qui se trouvait à un quart d'heure de là, pour la minime somme d'une demi-bechlik, soit environ trente-cinq centimes, prix convenu que je lui doublai d'ailleurs à sa vive surprise. Bien entendu, il était pieds nus : les indigènes ne tiennent nullement aux chaussures, lesquelles sont très bon marché et très solides. Ils n'y ont recours que pour se protéger contre le froid et, dans les classes aisées, à titre de luxe.

Autour du port il y a beaucoup d'hôtels et peu de cafés, et encore dans ces cafés ne se vend que du café, parfois des infusions et de la limonade au citron : la gazosa, limonade gazeuse citrique ou tartrique, existe aussi : l'alcool est peu usité, quoiqu'il y ait de l'arak, eau-de-vie à 35°, parfumée à l'anis, et ressemblant, coupée d'eau, à l'absinthe blanche. Le professeur de Brun nous montra, dans son service, une cirrhose du foie, provoquée par l'usage de l'arak : mais c'est un produit peu consommé ou du moins pas consommé ouvertement.

Devant les cafés, les consommateurs sont installés sur des chaises basses devant la minuscule tasse de café arabe — vide généralement car on le boit très chaud — ou devant un verre d'eau. La quantité d'eau qu'un Arabe boit, quand il en a, est considérable, et la façon de la boire est goulue : aussi les dilatations d'estomac, les dyspepsies et gastralgies sont-elles très fréquentes. Tout en buvant au café, ils fument le narghilé : vous connaissez cette pipe compliquée à réservoir d'eau qui lave et rafraîchit la fumée : le tabac coupé en grosses et larges fibres n'est pas enfermé dans une tête, mais il est simplement posé sur une petite surface perforée de trous et il est maintenu incandescent par un morceau de charbon ardent posé dessus : les établissements prêtent ces narghilés aux clients, car ils ne sont guère portatifs : des petits garçons sont chargés de la distribution des charbons ardents : ils les portent aux clients à l'aide de pincettes. Le tabac spécial pour les narghilés, le tombac, se vend en feuilles entières, dont la belle couleur blonde ne peut manquer de tenter tout fumeur, mais à l'usage on est déçu : ces tabacs sont trop faibles et n'augmentent pas la tension artérielle. Aussi l'habitué aux produits de la régie française n'en est pas satisfait. L'habitude de fumer le narghilé devient une passion et, en rentrant en France, nous vîmes à bord de l'*Orénoque*, quelques émigrants, qui avaient emporté, avec leurs pauvres hardes, l'indispensable narghilé.

La première nuit que nous passâmes à Beyrouth, le 16 octobre, un orage éclata — la première pluie de l'automne, saluée avec joie par grands et petits, hommes et bêtes, après une sécheresse de plus de six mois. Mais quel orage aussi ! Il changea les rues en marais, et même le soleil, ce violent soleil de la Syrie, ne réussit pas à les sécher en moins de deux ou trois jours. Il n'y avait pas d'écoulement dans les égouts : ceux-ci ne semblent pas très perfectionnés et, d'ailleurs, comment avoir des égouts dans des villes qui restent des mois et des mois sans pluie et où l'eau est toujours rare, comparativement à notre Europe du Nord. La circulation était à peu près impossible, sauf pour les indigènes qui allaient pieds et jambes nus, vous en voyez l'avantage : car excepté dans deux ou trois rues, il n'y a pas de trottoirs, et la chaussée n'est guère pavée ou bien les pavés défoncés se promènent à droite ou à gauche, laissant des fondrières remplies de boue et d'immondices.

Le tram électrique qui circule dans les artères principales était d'un secours précieux, car les voitures étaient d'autant plus rares que les voituriers avaient mis leurs chevaux en lieu sûr, pour les soustraire à la conscription qui s'en emparait pour les besoins de la guerre des Balkans déclarée peu avant. Les petites rues qui sillonnent les quartiers arabes étaient encore plus impraticables : là le sol était changé en quelque chose d'indiciblement gluant, glissant, pâteux et malpropre. Les innombrables échoppes et bouges avec des courettes inondées et noires, qui donnent là-dessus, y déversent la majeure partie de leurs ordures ménagères, de même que les bêtes de somme, ânes et chameaux, qui y passent. Dans les maisons sordides on voit pêle-mêle chats, chiens, chèvres, moutons, ânes, parfois un chameau et des enfants de tout âge accroupis ou rampant par terre, traînant sur le sol un morceau de galette, une tomate ou un autre fruit. Nous retrouverons les conséquences de cette hygiène déplorable, tout à l'heure, quand je vous parlerai de la pathologie, en particulier de la fièvre typhoïde et de la tuberculose.

Les belles maisons d'habitation de la bourgeoisie beyrouthaine contrastent singulièrement avec celles des quartiers arabes. Je veux vous esquisser, à titre de modèle à imiter, une de ces maisons, par exemple celle de la famille du Dr Arab ou du Dr Chapotin, dans lesquelles nous fûmes reçus avec une amabilité et avec une hospitalité desquelles nous conserverons toujours le plus reconnaissant souvenir. Surélevée d'une dizaine de marches au-dessus du jardin, ces constructions en pierres et aux murs épais contiennent, au rez-de-chaussée, un genre d'atrium de sept à huit mètres de hauteur de plafond, au sol dallé avec du marbre ou d'autres pierres ; les murs sont peints généralement de teintes de très bon goût et de grandes fenêtres à ogives y laissent pénétrer le jour à flot ; de deux côtés s'ouvrent les pièces : salles à manger, chambres, petits salons ; d'habitude la même disposition se retrouve au premier avec un atrium un peu moins grand et un peu moins haut, s'ouvrant sur un balcon. Le mobilier est sobre, comme il convient dans un pays chaud où chaque recoin devient un refuge pour les bêtes. Des tapis, souvent très précieux, ornent les murs et couvrent le sol et de nombreux divans, devant lesquels le narghilé est prêt à servir. La cuisine se trouve dans le sous-sol, de même que la buanderie. Les cabinets d'aisance sont en pierre ou en marbre, sans siège, avec une fente très allongée, munis d'eau et proprement tenus. Ils se déversent soit dans des fosses fixes qu'on vide quand elles sont pleines, ou dans les égouts là où il en existe. Au point de vue hygiénique, ces maisons sont absolument parfaites et admirablement adaptées au pays chaud: on y est très bien comme température et comme aération.

A Beyrouth comme à Damas et comme à Constantinople, il y a de nombreux chiens. Ils vivent libres dans la rue, y mangent, dorment, y font et y élèvent leurs petits : ils sont peu agressifs, plutôt craintifs, car les coups ne leur sont pas ménagés quand ils quémandent, avec trop d'insistance, leur pitance devant quelqu'étal de boucherie ou devant quelque restaurant. Là on fait cuire en pleine rue, sur un feu de charbon ouvert, des brochettes de tripes d'agneaux ou de chèvres, mélangées aux lardons provenant des queues graisseuses d'une race locale de moutons dont l'appendice caudal est dégénéré en une énorme et peu gracieuse boule de graisse. Innommables sont les émanations répandues par cette cuisine, et elles ne contribuent pas peu à l'odeur si particulière des villes d'Orient, qui frappe tous les Européens, qui répugnent à certains, mais qui deviennent pour d'autres aussi apéritives que l'odeur de la graisse brûlée l'était pour les dieux d'Homère! Ajoutez à ces brochettes de viandes grillées, le lait caillé conservé dans des outres qui le rendent aussi peu appétissant que possible, mais fort agréable à manger quand il est proprement servi à table, un peu de riz, des légumes conservés dans le vinaigre, une espèce de macédoine de légumes, toute la variété des cucurbitacés et des fruits, et vous saurez l'alimentation de la population arabe pauvre de tout l'Orient : le tout est consommé assez salé et épicé, de même que les galettes de pain non levé, mais soufflé et peu cuit, ce qui le rend lourd et indigeste. Mais là aussi l'habitude fait loi et, même dans les hôtels, les indigènes riches réclament ce genre de pain qui leur est servi de suite. Le marchand dans la rue complète chaque galette par quelques pincées de poudre aromatique, qu'il délivre dans quelque vieux débris de papier ou à défaut dans la main : chaque bouchée de pain est consciencieusement trempée dans cette épice. Dans les familles aisées, la cuisine est beaucoup plus variée et fort bonne, quoique bien différente de celle de France. Chose curieuse pour un port de mer, nous vîmes peu de poissons au marché et on ne nous en fit manger qu'assez rarement : on mange beaucoup de légumes et végétaux, plutôt que de la viande, et cela ne s'explique pas seulement par des considérations hygiéniques, mais culinaires : la viande est souvent coriace, non seulement parce que les animaux n'ont rien à boire, ni rien de vert à brouter, mais aussi et principalement parce que les hautes températures obligent à la manger de suite et trop fraîche, on ne peut pas la laisser rassir : de sorte qu'elle n'est jamais tendre. On n'y boit guère que de l'eau, le vin est réservé aux visiteurs d'Europe, en particulier de France.

Avant de quitter la rue, jetons encore un coup d'œil du côté des femmes. Les femmes d'Orient sont très comme il faut : d'abord on en rencontre peu, car elles ne sortent guère ; quand elles sortent, elles ne sont pas seulement habillées, mais voilées, et les plus prudes cachent même leurs mains sous le châle pour ne

pas laisser deviner, d'après elles, leur âge ou
leur beauté. Même pour donner ou recevoir de
la monnaie, elles les cachent sous leurs étoffes
et vont jusqu'à modifier la voix en couvrant la
bouche avec un pli de leur écharpe ou de leur
voile. Le vêtement qu'elles portent dessus
est noir, partant chaud sous le soleil, et vous
devinez d'ici qu'elles n'ont pas grand plaisir à
se promener ainsi, surtout si elles ont encore un
enfant à porter, ce qui est très fréquent. Tant
que l'enfant est petit, elles ne s'en séparent pas,
le portant avec elles à califourchon sur la hanche,
une jambe devant sur l'abdomen, l'autre sur le
dos de la mère et non pas à cheval sur l'épaule
comme c'est l'usage en Palestine. Les jeunes
chrétiennes ne sont pas voilées, mais elles
n'aiment néanmoins pas à être en public, ne
sortent que peu et, dès qu'elles le peuvent, en
voiture ou au moins en tramway — car nous
avons déjà dit qu'il y avait un réseau de trams
à trolley à Beyrouth et dans ses environs. Dans
chaque voiture il y a un compartiment réservé
aux femmes, et on n'en voit jamais, même aux
heures de presse, dans les autres compartiments.
Il n'y a que les pauvresses qui se livrent aux oc-
cupations et au petit commerce, et encore rarement. Les hommes presque exclusivement font
le marché, achètent les vêtements, les chaussures
pour eux, pour les enfants, pour la femme.

CHAPITRE VII

MALADIES SOCIALES et LOCALES

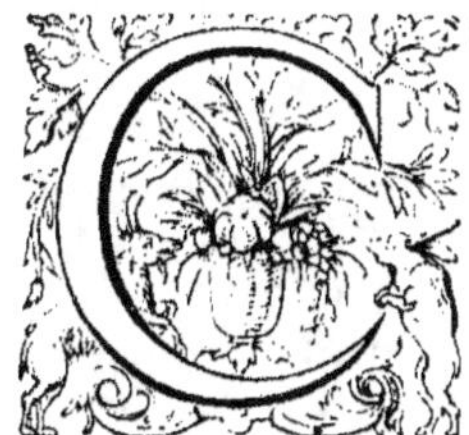CHEZ les indigènes la prostitution ne semble pas exister : il y a à Beyrouth une colonie de grecques qui font commerce de leur corps, mais encore ne s'offrent-elles pas dans la rue : il y a aussi un grand café sur le bord de la mer avec un orchestre de dames viennoises qui ne demandent qu'à se livrer au premier venu : mais les femmes indigènes sont vraiment convenables de manières, en particulier les musulmanes : car les danseuses venant de Damas sont des israélites et elles sont méprisées à l'instar des comédiens au Moyen Age en Europe. On m'a raconté que l'une d'elles étant décédée, le rabbin non seulement lui refusa ses prières, mais l'inhumation dans le cimetière israélite : les chrétiens n'en voulurent pas non plus, et finalement les musulmans qu'on accuse pourtant si facilement de fanatisme, furent les plus tolérants et concédèrent une tombe à la pauvre petite danseuse. De leur vivant elles sont d'ailleurs fort rangées, et ne sont pas à la merci du caprice ou de la

bourse du spectateur ; étroitement protégées par leur entourage, on ne peut pas les approcher pour leur causer, et encore moins pour les posséder. Si je ne veux pas prétendre qu'il n'y a jamais ni adultère, ni enlèvement, ni séduction, je peux dire que ces écarts de conduite ne frappent pas le visiteur. Je n'ai d'ailleurs pas vu beaucoup de maladies vénériennes. La syphilis existe, mais il y en a certainement moins à Beyrouth qu'en Égypte ou en Algérie. Pays heureux où l'alcoolisme et les affections vénériennes sont des exceptions !

Il n'en est pas de même pour la tuberculose. J'ai eu le plaisir d'assister à une consultation faite par notre ami le Dr Arab à la clinique externe de l'Hôpital Français : sur 13 malades il y avait cinq cas de tuberculose : mal de Pott, coxalgie, ostéite du péroné et du tibia, hydrocèle et péritonite tuberculeuse. Il est difficile de ne pas les attribuer aux taudis dont nous avons parlé, où le soleil ne pénètre guère ou pas, et où la malpropreté règne en maîtresse. Les autres malades présentaient des hernies très fréquentes dans tout le Levant et tenant, à mon point de vue, à la dyspepsie intestinale de la seconde enfance, par fautes alimentaires, desquelles résulte un allongement de l'intestin et une faiblesse de la paroi, analogue au type étudié par le professeur Marfan ; puis un adénome du sein, dont je vous parle, pour vous dire les difficultés presque insurmontables que la malade opposa à l'examen médical ; aucun des étudiants ne put palper sa tumeur; cette difficulté est fréquente et elle est grosse de conséquences pour l'instruction des élèves de l'école de Beyrouth : la même scène recommença pour un vieillard affligé d'un cancer du pénis. Un ulcère du scrotum, peut-être syphilitique, peut-être tuberculeux, peut-être simplement infecté par des germes banaux ou de la pourriture d'hôpital chez un vieux miséreux ; un kyste dermoïde, une luxation, etc., ne présentèrent rien de spécial à l'Orient. Soit dit en passant, ces gens n'étaient pas plus malpropres de leur corps que nos concitoyens qui se présentent aux consultations hospitalières, leurs pieds l'étaient même moins.

En visitant le service du Professeur de Brun, qui me reçut avec une cordialité parfaite lorsque M. Arab m'eut présenté comme trésorier de l'A. P. M., je fus frappé par la fréquence de la fièvre typhoïde, à laquelle nous ne sommes plus habitués à Paris; les conditions d'hygiène susmentionnées et la persistance des puits dans beaucoup d'immeubles et dans les environs de la ville malgré la distribution d'eau pure dont elle est alimentée, expliquent l'endémicité de cette infection. Mais les crudités et les fruits consommés si abondamment et manutentionnés si malproprement peuvent aussi prétendre à un rôle étiologique important. Je voudrais insister sur un traitement que le Dr de Brun applique avec rigueur et qui lui donne les meilleurs résultats : la diète hydrique exclusive pendant plusieurs jours de suite. Dans mon résumé sur les « acquis pratiques de la cardiopathologie en 1911 » je vous avais déjà dit mes sympathies pour le traitement des maladies circulatoires par le jeûne et par la diète hydrique : je le pratique depuis longtemps également dans les fièvres, les angines, les grippes, les affections intestinales plus ou moins graves, et j'ai été heureux de voir un clinicien aussi distingué que l'est M. de Brun l'appliquer méthodiquement contre la dothiénentérie. Quand un typhique entre dans son service, même s'il a déjà des taches rosées, il le met à l'eau : 4, 5, 6 litres d'eau par jour, éventuellement légèrement aiguisée d'alcool, pour 3, 4, 5 et 6 jours; « la méthode de Brand renversée », dit M. de Brun en plaisantant : presque toujours, on voit la fièvre tomber et le malade entrer en convalescence. Seulement, il faut un peu d'énergie : quand de 40° la température est descendue à 38 ou 37°, le malade crie famine et il faut savoir lui résister encore 24 ou 36 heures jusqu'à la défervence complète. J'ai vu cinq à six malades avec leur tracé thermométrique qui avait évolué ou qui évoluait ainsi : quand on pense au résultat lamentable que l'alimentation des typhiques a donné à ceux qui ont voulu la pratiquer méthodiquement, on ne peut pas être surpris des succès de la méthode contraire.

Excusez-moi de ne pas entrer plus avant dans la description de l'École Française de Beyrouth : elle nous est connue pour avoir été exposée, d'une façon beaucoup plus éloquente que je ne saurais le faire, par notre cher vice-président le professeur Blanchard à l'une de nos dernières conférences (1) : ce que je veux toutefois dire, c'est l'accueil absolument affable qui m'y fut fait de haut en bas, depuis Mr. le Chancelier Cattin jusqu'au plus jeune étudiant. Je leur garde à tous un souvenir très reconnaissant.

À côté de la médecine européenne, survit, naturellement tout comme chez nous, une médecine de superstition populaire : en voilà un échantillon : ce sont deux petites grenouilles en argent reliées par une chaînette : je les ai achetées dans le souk des bijoutiers, où elles voisinaient avec de beaux bracelets en or, ornement préféré des belles levantines, et avec de jolies turquoises qu'on vend à des prix très avantageux. Ces grenouilles sont destinées à être attachées dans les cheveux ou sous le bonnet des petits enfants et à conjurer là, par une sorte

______

(1 Voir catalogue d'édition au début du volume.

d'opothérapie ou d'homéopathie, les méfaits de la grenouille que l'enfant a sous la langue ; parfaitement, elle y est ! Vous n'avez qu'à regarder avec les mêmes yeux que n'importe quelle matrone de Syrie et vous la verrez. Quand cette mauvaise bête donne à l'enfant de la diarrhée ou des convulsions, la matrone la pourchasse avec des pointes de feu, brûlant d'abord une patte, puis l'autre, puis le reste. Il lui arrive bien d'avoir la main un peu lourde et de provoquer de la gangrène, pour laquelle on peut être obligé de consulter le médecin français ; mais ces mésaventures ne prouvent pas la fausseté de la croyance populaire ! Notons, en passant, l'analogie de notre grenouillette avec la grenouille syrienne. Notre désignation du kyste souslingual est peut-être d'origine arabe et j'attends la confirmation de mon hypothèse de votre érudition.

Si je ne vous ai pas ennuyé avec mon exposé, faites comme moi, allez en Syrie, vous y verrez encore beaucoup d'autres choses intéressantes que je ne vous ai pas racontées ce soir. Comme Français, vous y serez accueillis avec une sympathie de bon aloi, à laquelle vous ne pourrez pas penser sans une petite émotion, sans beaucoup de gratitude, ni sans fierté patriotique, quand vous serez de nouveau débarqués sur nos rives de la Méditerranée, notre grand lac latin.

CHAPITRE VIII

PSYCHOLOGIE ANIMALE

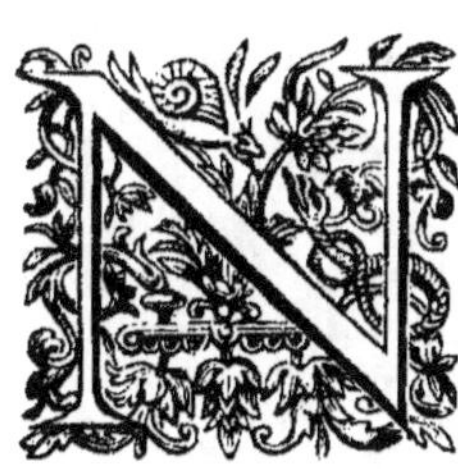

ous les connaissions déjà d'Algérie les petits ânes arabes, seulement dans le Levant leur rôle est encore plus important. Comme on dit dans la préhistoire « l'homme et son chien », on peut dire là « l'homme et son âne ». Quelle que soit sa situation sociale, sa fortune, son occupation, son sexe ou son âge, l'âne partage avec lui son lot : aussi y a-t-il des ânes riches ou pauvres, heureux ou malheureux, citadins ou campagnards : ils vivent dans les bouges des villes, ils vivent dans les sables du désert ; les uns ont des écuries, des harnachements brodés et ornés et jusqu'à des bijoux ; d'autres n'ont rien que leur bât et sont obligés de manger leur ivraie ou leur paille hachée dans le sable ou dans la poussière d'une piste, à moins qu'ils n'aient qu'un chardon ou une haie épineuse à brouter ; d'autres possèdent une caisse ou une vieille boîte comme mangeoire, d'autres ont quelques planches comme abri. A Damas, il y a des ânes blancs, le cou orné de colliers de perles bleues, la croupe couverte de harnais brodés de

verroteries et de coquillages, la selle et les brides
constellées de pompons rouges, de grelots, de pièces
de cuivre ; le cavalier a des étriers et la bête va au
galop, comme un cheval de sang, les oreilles bien
en avant : cela, c'est l'aristocratie des bourricots !

Le contraste est formé par celui qui va à la tête
des caravanes. L'homme est assis sur sa croupe et
tient en main la longe du premier chameau, qui est
suivi par une longue brochette de frères : par ci, par
là, un autre âne marche à côté pour surveiller toute
la lignée. Celui-là ne boit, ni ne mange tous les
jours : ses petits sabots enfoncent dans le sable,
mais ils marchent vite et activent la marche traî-
nante des chameaux.

La classe moyenne exerce tous les métiers,
comme les hommes : l'un travaille aux champs, il
porte des récoltes, des fruits, du raisin, de la canne
à sucre, ou des dattes ou de la salade, ou des
pommes ou des tomates, parfois aussi du fumier :
il charrie du bois ou des outres remplies à des fontaines lointaines : il porte cette eau dans des villages ou dans des douars perchés sur de hautes col-
lines ou sur des rochers à pic, il sert à faire des
courses à la ville : il sert aussi de jouet aux enfants.
L'autre est citadin : dans les villes, il fait tout : la
voirie, les commissions, les marchés : il remplace
les trams en portant son propriétaire qui ménage
ses jambes : il attend aussi longtemps qu'on veut
au devant des cafés, où son maître fume le narghilé : il attend aussi au soleil du désert, s'il plaît à
son maître de se reposer sous une tente où à l'étroite
ombre d'un rocher.

Quel qu'il soit, il ne connaît pas la fatigue et
semble ignorer la douleur : un coup de trique le
laisse indifférent : il ne bouge pas ses longues
oreilles, il garde son regard un peu triste et nar-
quois, sa bouche délicate et douce ne tressaille pas.
Il pense souvent à la joie de la reproduction, sent
les déchets de ses frères, hume l'air qui a caressé

une jolie bourrique, accélère son allure pour aller
sentir sous la queue d'un congénère et fait retentir
l'air de son terrible braiment quand il ne peut pas
aller lui parler tout bas.

Sur la route, son œil malin suit attentivement les
difficultés du terrain et lui permet de calculer l'endroit où il faut poser ses petits sabots agiles et
trotte-menu. Il trouve entre les pierres pointues la
place douce à la patte, et, sur les marbres glissants
du pavé de Jérusalem, l'aspérité qui l'empêche de
perdre pied. Dans la poussière des pistes, il découvre
le petit sentier le plus ferme, dans le sable les endroits où il enfonce le moins. S'il porte une charge
lourde, il s'y adapte en écartant les cuisses et en
courbant l'échine, de façon à répartir au mieux le
poids. Avec tout cela, il n'a pas le temps de s'occuper des hommes qu'il feint d'ignorer, indifférent à
une caresse ou à un coup ; je crois qu'il nous mé-
prise profondément !.....

A l'encontre du bourricot, le chameau semble un
individu parfaitement indépendant de l'homme ; il
a l'air d'un grand seigneur flânant ou se promenant
au gré de son caprice, soit qu'il attende le bon plaisir du maître de lever son camp ou de finir son café
et son verre d'eau à côté du narghilé, soit qu'il che-
mine chargé de bagages ; quand on lui attache la
patte d'avant en fixant avec une entrave la main au
radius, ce que sa souplesse permet aisément, il
semble s'être couché tout seul à l'endroit de son
choix pour se reposer ; quand on le laisse aux alentours de la tente ou à l'intérieur d'un fondouk, il a
l'air si béat et si satisfait, qu'on a l'impression qu'il
ne voudrait pas être ailleurs pour tout au monde.
Quand après de longues journées de jeûne et de
soif dans le désert, il attend devant la source son
tour d'approcher pour boire, il est si calme qu'on
dirait qu'il a déjà bu et mangé et qu'il digère paisiblement un bon et savoureux repas. Quand, affamé,
il promène sa langue sur les sommités épineuses

d'un buisson du désert, il a l'air de grignoter par
grâce un petit dessert, comme une jolie femme
gâtée mordillerait une feuille de rose dans un
parc après un bon déjeuner. Cette apparence d'indépendance fait détester au chameau les routes, où
il est obligé de marcher à la file, de se ranger, de
faire place à un cavalier, à un tout petit âne et
même, oh horreur ! à une voiture de touristes :
aussi se met-il carrément en travers pour exprimer
sa contrariété, et il faut des cris du conducteur,
parfois même des coups de bâton, pour lui faire
céder le passage. Ce qu'il aime, c'est la large piste
du désert, où l'on peut aller à droite ou à gauche,
sans choisir d'ailleurs le sol : qu'il soit de sable
mouvant ou de pierres pointues, de rocher ou de
galets — résidu des mers préhistoriques — l'élas-
ticité et la souplesse de son pied lui permettent de
s'en moquer. Là, il peut régler sa démarche selon
son caprice, tantôt flânant, tantôt allongeant ses
pas, secouant en cadence son long cou flexible et
faisant tinter sa clochette — en Asie, du moins : le
tintement de ces cloches vous rappelle celui qu'on
entend parmi les troupeaux des hautes Alpes et
donne au voyageur l'illusion des frais pâturages
alpestres dans ce pays de la soif.

Il déteste être attaché par une longe au bourricot qui règle la marche de la caravane ou de suivre,
le trentième ou le soixantième, une file intermi-
nable de frères. Peu expansif, il n'exprime pas
bruyamment son contentement, quand, la corde
tombée, on lui dit : rompez ! mais il ne se le fait
pas dire deux fois et va immédiatement, en galvau-
dant, sentir la terre sèche, comme si elle était couverte du plus succulent gazon. Passe encore de
marcher droit quand on va aux champs, comme sur
une digue en Égypte ou sur les fraîches rives de la
Baratha autour de Damas : là, on trouve quelque
canne à sucre, des feuilles de vigne, une herbe quelconque qui vous dédommagent de la corvée de suivre

le sillon ; et puis, l'eau sent si bon, même quand on
n'a pas soif : c'est comme pour les hommes, que le
bruit des chutes et l'odeur de l'eau réjouissent
même quand ils ne veulent ou quand ils n'osent pas
la boire !

Mais la suprême horreur, c'est d'être obligé de se
laisser charger, humblement à genou devant son
dominateur ; docile à l'ordre, il s'agenouille, mais
en grognant ; quand on approche de son bât, le grognement se change en cri, et le cri en hurlement
quand on y pose le fardeau, hurlement formidable
et terrifiant, accompagné de jeux de physionomie
terriblement expressifs ! il montre ses dents et fait
le simulacre de mordre le dos de celui qui le charge !
pauvres dents ridicules d'ailleurs, implantées en
biais et jaunes, comme celles d'une vieille campa-
gnarde ! Si c'est une bête qui mord effectivement, le
propriétaire prend la précaution d'attacher le licol
au genou de l'animal et, dans ce cas, les cris redou-
blent, mais ne font peur à personne. On dit, d'ailleurs, que le chameau ne mord que les femmes ? La
galanterie et la sobriété seraient-elles incompa-
tibles ?

QUATRIÈME PARTIE

EN ÉGYPTE

CHAPITRE IX

LE CANAL DE SUEZ

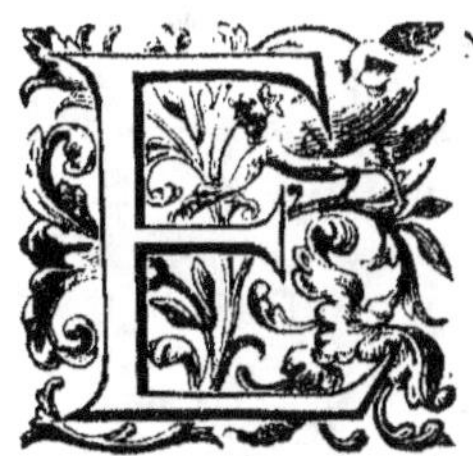

En voilà un titre pour une chronique médicale, allez-vous dire ! Eh bien, si je ne veux pas vous exposer des faits médicaux seulement, nous trouverons tout de même à glaner en route un peu d'histoire naturelle et de médecine que notre Association de Perfectionnement Scientifique voudra écouter avec indulgence et peut-être même avec profit. Et puis, quand on l'a vu, le Canal de Suez représente une si magnifique et grandiose manifestation du génie français qu'on n'en parlera jamais de trop.

Quand on quitte le Caire en chemin de fer pour Port-Saïd, on parcourt d'abord les verts paysages de la Basse-Égypte, où les champs de maïs alternent avec les belles cultures de coton, que l'administration anglaise encourage par tous les moyens pour alimenter les métiers de la Grande-Bretagne et aussi ceux de la France avec la précieuse matière première que l'Amérique retient de plus en plus pour ses propres usines ; les champs sont parsemés de riches plantations de dattiers dont les fruits sont ici

bleu foncé, couleur prune; de sycomores, dispen-
sateurs d'ombre de laquelle profitent à l'envi
hommes, femmes, enfants, chameaux, ânes,
chevaux, moutons, poules, oies et surtout de
jolies petites chèvres qui grimpent souvent le
long du tronc incliné du puissant arbre; de
nombreux villages de Fellahs aux maisons en
vase du Nil séchée au soleil, avec des toits plats
peuplés de poules, de brebis et même d'ânes,
prouvent que la fécondité de la terre permet
une grande densité de population, fécondité
d'ailleurs due exclusivement au fleuve presti-
gieux, qui vient apporter la source de toute vie
du cœur de la mystérieuse Afrique! D'innombrables canaux sillonnent la plaine se subdivi-
sant en ruisseaux et en rigoles d'irrigation; de
nombreuses norias et ces curieux cylindres creux,
qu'on appelle des vis d'Archimède et que fait
tourner la main d'un homme, servent d'appareils
élévatoires pour l'eau, là où les pentes l'em-
pêchent de monter. Comme dans un beau parc,
les papyrus, vénérables aïeux de nos livres,
poussent dru dans tous les bras d'eau; à la surface de l'onde s'épanouissent les blanches co-
relles des poétiques lotus, qui inspirèrent les
habiles sculpteurs des tombes de Sakkarah longtemps avant Homère, qui parle des Lotophages
(Odyssée, ch. IX, 90 à 104). Dans les ornementa-
tions en bas-reliefs colorés qui décorent les
pièces funéraires, de nombreuses figures de
femmes tiennent cette fleur en main ou la présentent à leur seigneur et maître. Des oies, des
grues, des ibis, qui se retrouvent également dans
les figurations des cryptes souterraines, et aussi
des gamouses, ces curieux buffles gris-éléphant
qui adorent le bain, peuplent toute cette eau,
tandis que des corneilles, des milans, des fau-
cons, des tourterelles, des colombes, des cailles,
des hirondelles et toutes espèces d'oiseaux chan-

leurs se détachent en noir sur le ciel bleu acier.
Mais cette intensité de vie est bientôt interrompue : par ci, par là, apparaissent de rouges presqu'-
qu'îles de sable, qui pénètrent comme des langues
de feu parmi la fraîche verdure des cultures : tels
des fiords, qui se relient à leur base pour former
l'Océan, ainsi ces langues de sable ne tardent
pas à se fondre en désert et bientôt on roule entouré d'une aridité absolue des deux côtés de la
voie : on s'éloigne du canal Ismaïlieh, qui est
l'avant-coureur du grand canal de Suez.

Il a une histoire terrible, ce canal, que l'énergie
de notre Lesseps, alliée au despotisme oriental
des khédives Saïd et Ismaïl sut réaliser. La voici
en deux mots : Au début des travaux du percement
de l'isthme de Suez, il fallut porter l'eau de boisson aux travailleurs à dos de chameau, et tous
les jours une caravane portait des outres aux
pauvres terrassiers : les frais de ce ravitaille-
ment étaient énormes : 56.000 fr. par semaine.
Aussi Lesseps voulut-il faire parvenir directement l'eau douce, cette source de vie que nous
ne savons pas apprécier parce que notre ciel
trop clément nous en donne au-delà de nos besoins, jusqu'au cœur du désert qu'il s'agissait de
rendre aux flots, aux navires, à la vie, au prix
d'innombrables existences humaines fauchées
par le paludisme et la dysenterie. Mais les travailleurs, malgré l'appât du gain, désertèrent les
chantiers meurtriers ; alors Ismaïl lui fournit,
sous la menace des fusils, la main-d'œuvre né-
cessaire et créa, à côté du canal de Suez, cette
voie d'eau douce qui, en son honneur, s'appellera
toujours canal « Ismaïlieh ».

La région-limite entre la plaine cultivable,
parce qu'irrigable, et le désert, qu'on désigne
sous le nom de pays de Gessen ou Goshen, est
celle où les Israélites, captifs en Egypte, habi-
tèrent. On y découvre, dans les fouilles, encore

maintenant, des vases et autres objets cananéens.
Rien d'étonnant que le peuple élu y ait été malheureux, car la vie y est dure et de rares douars
de Bédouins inspirent la pitié pour les hommes
et les bêtes, par leur aspect pauvre et misérable.
A l'horizon, une muraille de verdure promet
l'ombre, la fraîcheur : mais, ne croyez pas qu'il
y a un bois, ce n'est que le rideau d'arbres qui
longe le canal d'Ismaïl, car depuis cinquante ans,
les plantations établies sur la berge ont déjà
bien profité. La voie est établie dans le sable ;
souvent elle est protégée, contre l'envahissement
des dunes, par des claies de jonc : mais, quand
il y a des tourbillons de vent, le sable franchit ce
frêle obstacle opposé à sa puissance. Il faut donc
des gardes pour déblayer la voie. Afin de leur
permettre de subsister, un très long tuyau de
fonte, simplement posé sur le sol, longe la voie ;
il ne risque rien : tous connaissent trop la valeur
du précieux contenu, pour le gaspiller ou pour
le perdre en brisant la fonte porteuse de vie
dans ce sable brûlant et mortel. De loin en loin,
le train passe devant une maisonnette de gardien, entourée d'un minuscule jardinet, comme
dans les alentours de Paris, dans lequel on
cultive un tamaris, un palmier, un figuier, un
peu de bambou, un potiron, une pastèque ou
même quelques fleurs, arrosés parcimonieu-
sement. Puis on arrive au canal de Suez, dont
la calme eau bleu-verdâtre, dans ce désert jaune,
fait l'effet d'une émeraude sertie dans une bague
en or. On y voit de grands navires qui vont
encore beaucoup plus loin : nous croisâmes ainsi
un courrier français d'Indo-Chine, et nous
saluâmes ses trois couleurs en agitant nos mou-
choirs, salut auquel les passagers répondirent
du haut du pont.

En longeant le canal je vis, sur sa rive asia-
tique, un lac bleu tendre, à peu près de la couleur

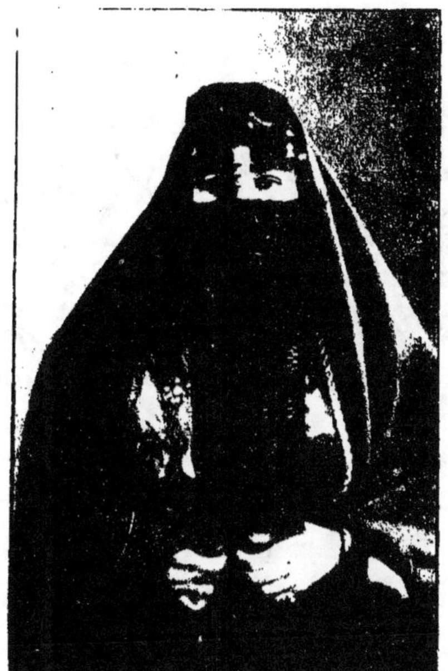

Une riche Égyptienne (page 108)

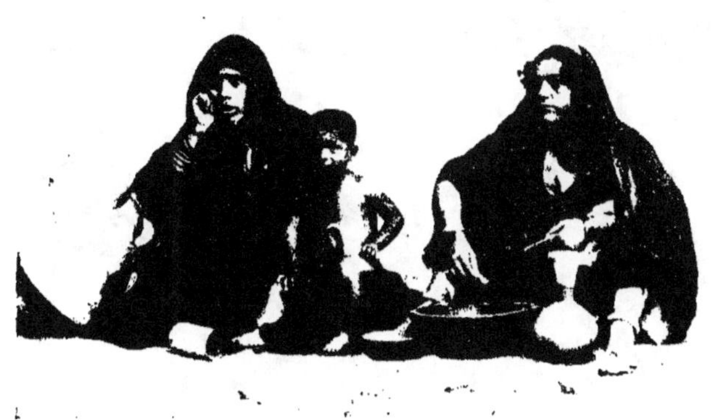

Femmes Fellahs (page 120)

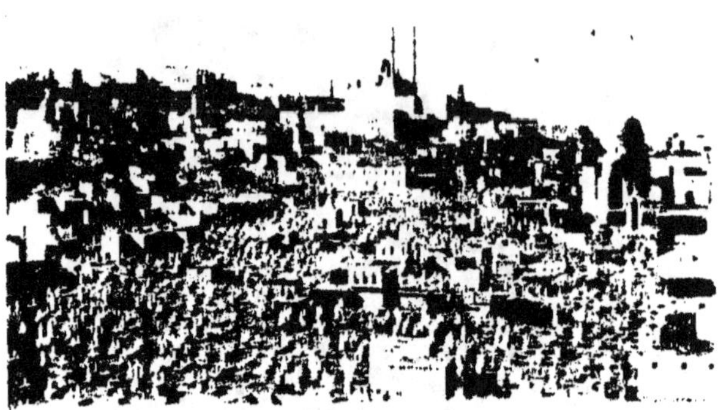

LE CAIRE — Vue prise de la Citadelle (page 132)
Le Cimetière Turc

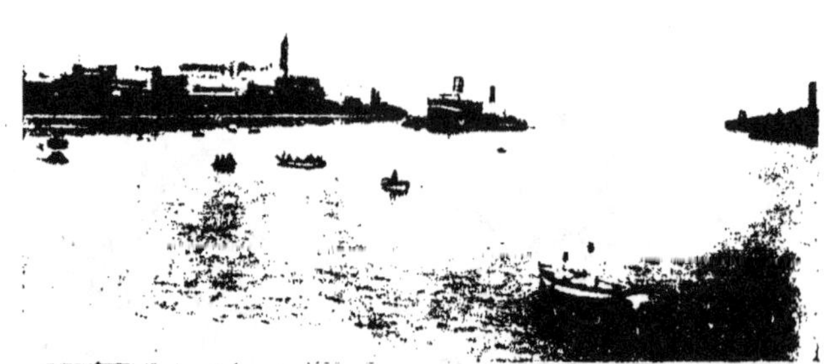

ALEXANDRIE — Entrée du Port (page 129)

du Léman par un beau jour d'été ; au fond, il y avait trois ilots avec des arbres. Tiens, me dis-je, je croyais que tous les lacs étaient sur la rive africaine ? Quel est donc celui-ci ? — Je consultai ma carte qui justifia ma pensée, car j'y lus, à l'endroit en question, « désert, lac desséché ». Pourtant, je voyais bien un lac avec des îles, cela y était toujours. — « Dites-moi, chère, dis-je à ma compagne, qu'y a-t-il de l'autre côté du canal ? — Il y a un lac ! vous le voyez bien, pourquoi me le demandez-vous ? répondit-elle. — Vous voyez aussi les îles ? — Parfaitement, il y en a trois. » — Ce n'était donc pas une illusion personnelle. — « Eh bien, ce que vous voyez est un mirage ; là où nous voyons un lac, il n'y a que du désert. » — Le train continuait à rouler vers le nord : au lieu de voir l'endroit du mirage depuis le sud, nous le vimes, au bout d'un quart d'heure, depuis le nord : ce ne fut plus qu'un désert, les îles étant formées par un morceau de roc ou par deux ou trois de ces buissons qui poussent parfois dans le désert. Le 25 octobre 1912, nous avions donc vu un mirage pour la première fois de notre vie.

Peu après, nous fûmes à Ismaïliah. Mon ami le Dr Jardry, chirurgien à l'hôpital que la Compagnie du Canal de Suez y possède, et sa femme nous attendaient à la gare, heureux d'avoir, pour la première fois, la visite d'un confrère de France. Nous montâmes dans une voiture d'ambulance automobile, en même temps que quelques malades descendus du train, et arrivâmes, en un quart d'heure, à l'hôpital. Nous commençâmes la visite de ce bel établissement à pavillons séparés par des jardins dans lesquels fleurissaient des ornithogalies. Chaque pavillon comporte un rez-de-chaussée et un premier étage, et est construit de façon à y assurer le plus de fraicheur possible. Le service y est fait par des religieuses françaises. Les malades n'y présentent rien de bien particulier aux pays chauds ; presque tous sont des agents de la Compagnie de Suez ou des membres de leurs familles. Il y a une belle salle d'opération et un arsenal instrumental d'origine française, qui ne méritent qu'une mention, celle de la perfection ; la tenue des salles aussi est impeccable comme propreté et comme agencement.

On ne voit pas de paludiques à Ismaïliah. Il y a quelques dix ans que la Compagnie de Suez entreprit en grand la lutte contre les moustiques, désinfectant toutes les mares stagnantes, les eaux d'infiltration qui passent sous la digue du canal Ismaïlieh, les canaux d'irrigation du superbe jardin public, etc., avec du pétrole, nettoyant tous les recoins, les gouttières et tous les refuges possibles des anophèles. Ils disparurent et la fièvre avec eux.

Seulement, la victoire acquise, la lutte cessa : les anophèles reparurent, mais la fièvre point : « ce sont des moustiques stériles », m'expliqua en plaisantant le Dr Jardry, « comme ils ne trouvent pas de paludiques où s'infecter, ils ne peuvent pas donner la maladie ». Il est possible qu'il en soit ainsi : mais, en tous cas, il faut dormir là aussi sous la malencontreuse moustiquaire.

Dans le jardin du Dr Jardry, je vis un chien qui pleurait lamentablement pour obtenir la permission de se promener. Impitoyablement elle lui fut refusée, car il régnait parmi la gent canine une épidémie de rage importée par un chien de Bédouin du désert. Tout ce qui avait été mordu avait été abattu, et tous ceux qui tenaient à leurs bêtes les gardaient soigneusement enfermées.

Dans une volière, un grand nombre de cailles s'effarouchèrent à notre approche. Il y avait de quoi : car nous en mangeâmes une douzaine pour notre déjeuner. D'où venaient-elles ? Deux fois par an, ces oiseaux migrateurs passent par cette région, allant du nord au sud, ou du sud au nord ; elles arrivent épuisées, et on peut les tirer, les prendre au filet, mêmes les tuer avec une gaule ; on en enferme, tant qu'on peut, dans les volières pour les manger au fur et à mesure du besoin. N'est-il pas intéressant de trouver toujours cette chute de cailles dans les mêmes régions, où l'Ancien Testament place le miracle par lequel Jehovah sauva le peuple élu ?

La visite de la ville d'Ismaïliah, qui n'est qu'une oasis artificielle en plein désert, fait un effet curieux : les routes macadamisées y sont soigneusement entretenues, bordées de trottoirs et plantées d'arbres : les maisons sont très propres, mais toutes sont construites sur un modèle uniforme : il n'y a presque pas de boutiques ; au centre de l'endroit il y a un rond-point, duquel les rues partent en rayons. L'une d'elles conduit au superbe jardin public, situé au bord de la mer, c'est-à-dire du lac d'eau de mer que le percement du canal de Suez a créé là dans une partie du désert située au-dessous du niveau de la Méditerranée. On y va en barque, on y organise des régates, on y prend des bains de mer dans un bassin entouré d'une grille destinée à protéger les baigneurs contre les attaques des requins ; ils ne sont pas très communs dans le canal, mais ils pullulent à Suez ; et à Port-Saïd nous en vîmes nous-même qui vinrent prendre leurs ébats autour de notre bateau, guettant quelque proie ; les accidents qu'ils causent sont très fréquents, d'après toutes les personnes connaissant ces régions. Ce lac salé d'Ismaïliah est habité par de nombreux oiseaux de mer ; l'aspect en est merveilleux : cette belle nappe d'eau glauque, la végétation tropicale d'Ismaïliah, la rougeur du désert tout autour, à l'horizon les premiers con-

treforts du Sinaï, avec le bleu immaculé du ciel
d'Afrique forment un cadre absolument unique.
Vers le soir nous pûmes, grâce au docteur Jardry et en son aimable compagnie et celle de
Madame Jardry, monter sur une pilotière,
petit vapeur ressemblant à nos remorqueurs
de la Seine, chargé de conduire un pilote à bord
des navires transitant par le canal; car chaque
navire a besoin d'être guidé par un homme
connaissant bien les fonds. Le canal est divisé
en deux sections : celle du nord va de Port-
Saïd à Ismaïliah, celle du sud d'Ismaïliah à Suez;
quand un pilote est monté sur un navire à
Port-Saïd, il débarque à Ismaïliah et un cama-
rade y prend sa place jusqu'à Suez et vice-versa.
L'échange des hommes est fait par ces pilotières.
Nous assistâmes ainsi à la manœuvre curieuse
qui consiste à accoler, en pleine marche, ce petit
bâtiment contre le flanc du navire, à régler sa
marche sur la sienne, à embarquer le pilote par
une échelle à corde sur le navire, à le suivre
flanc à flanc jusqu'à ce que le premier pilote ait
remis la barre au nouvel embarqué et soit des-
cendu par l'échelle à corde sur la pilotière. Rentrant au port nous passâmes avec nos amis une
soirée exquise sur la fraîcheur des vagues, con-
templant silencieusement, comme vaincus par
sa beauté indicible, le coucher du soleil et les
teintes extraordinaires que le ciel, l'eau, le sable
et les montagnes prirent sous les effets divers de
cette lumière prestigieuse que le roi des astres
déverse sur notre planète.

Ce calme ne se retrouve pas à Port-Saïd : là,
toute la ville n'est qu'une gare de transit. Quand
un bateau arrive au port, les passagers se préci-
pitent comme des fous dans la ville, enlèvent la
marchandise sans regarder au prix, achètent de
mauvais tabac fort cher pour le pays; dans les
cafés, on fait jouer les orchestres, et tout le

monde se met à la disposition des voyageurs,
que ce soit en pleine nuit ou en pleine chaleur,
ce qui est pis. Il fait très chaud à Port-Saïd,
beaucoup plus chaud que dans les Indes, me dit
un marchand hindou : on n'a plus l'impression
d'être sur les bords de la Méditerranée, mais on
se dirait dans les colonies. La construction des
maisons avec leurs vérandahs, le costume des
habitants qui portent le casque colonial, le
mélange des races qui y font le trafic des produits de leurs pays respectifs, vous désorientent,
et on ne sait plus où l'on se trouve. Les femmes
qui se mettent à la disposition des voyageurs
portent, elles aussi, l'empreinte d'un climat particulièrement dur, et leurs yeux brillent de cette
névrose tropicale que les poètes ont synthétisée
dans la Clara du « Jardin des Supplices » d'Octave
Mirbeau, ou dans d'autres figures analogues.
Mais le voyageur moins pressé trouve, à Port-
Saïd, une joie plus saine sous forme d'eau du
Nil, pure parce que filtrée deux fois sur sable,
mise largement à sa disposition pour sa soif et
pour toute l'hydrothérapie si agréable et si utile
dans des climats torrides.

CHAPITRE X

L'ASSISTANCE AU CAIRE

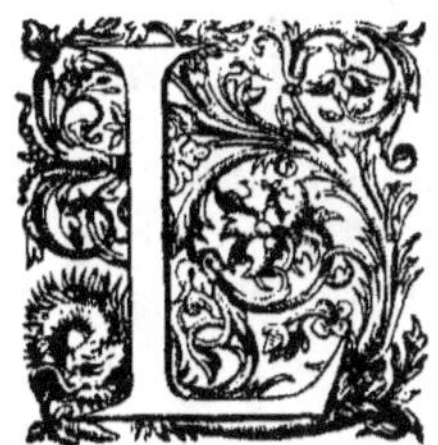

E Caire nous a laissé, au point de vue médical, une profonde impression ; grâce à la lettre de crédit scientifique international de l'A. P. M., notre collègue le Dʳ Nazmi Bey nous reçut, non pas comme des visiteurs, mais comme des amis. Je ne peux pas, dans ce journal scientifique, parler des nombreuses curiosités que nous pûmes y visiter grâce au Dʳ Nazmi Bey, mais il me sera permis de le remercier du fond de mon cœur pour l'accueil qu'il nous fit et pour les services qu'il nous rendit, en nous ouvrant toutes les portes et en nous présentant à plusieurs de ses compatriotes, en particulier au Dʳ Hamed Oassef.

Ce confrère n'est pas seulement un excellent praticien, mais un savant de laboratoire accompli ; il a installé chez lui un outillage complet pour toutes les recherches biologiques, histologiques et bactériologiques, depuis l'analyse d'urine et des expectorations, et la culture des bacilles de la diphtérie jusqu'à l'examen des tumeurs biopsiées ou extirpées, la recherche des œufs de parasites dans les matières fécales, l'élevage et la préparation des lapins pour la réaction de Wassermann ; bref, un laboratoire privé qui peut supporter la comparaison avec les meilleurs établissements de ce genre de chez nous. M. Hamed Oassef a d'ailleurs complété ses connaissances acquises à la Faculté Française de Beyrouth par un long stage fait à **Paris**, dont il n'a pas seulement profité pour étudier notre science, mais aussi notre sociologie si différente de celle du Levant : il connaît nos idées et nos mœurs, ce qui ne l'empêche pas d'avoir et de pratiquer les siennes. Inutile de dire que ces messieurs parlent le français comme nous.

Je fis encore la connaissance du Dr Baudelee, un chirurgien français distingué, qui dirige au Caire une maison de santé, où il pratique toutes les opérations avec un succès remarquable, ce qui lui a acquis une notoriété considérable dans toute la ville.

...

L'Assistance Publique au Caire n'est pas du tout la même chose que la puissante administration du même nom à Paris : elle est l'œuvre qui consiste à assister le public sur la voie publique ou dans la vie publique, une œuvre de premier secours aux blessés de la rue, des usines, des incendies et autres sinistres. Comme Paris est absolument dépourvu d'un organisme de ce genre, il est instructif de voir comment une ville qui, à notre sens, se trouve sur les confins du monde civilisé, a résolu un problème qui n'attend chez nous, je ne dirai pas sa solution définitive, mais même un commencement d'exécution : car tout le monde m'accordera que le mot secours aux blessés inscrit sur les postes de police n'est qu'une façade derrière laquelle il n'y a rien, et que l'usage de conduire les accidentés dans une pharmacie n'est pas seulement inefficace, mais bien souvent nuisible.

Un beau matin de septembre, je me promenai dans les quartiers riches du Caire qui avoisinent le Consulat de France, quartier où chaque maison est entourée d'un de ces beaux jardins dans lesquels l'eau fertilisante du Nil change n'importe quel sable en humus et permet toute l'année la culture des fleurs à l'ombre d'immenses arbres dominés eux-mêmes par le plumet des palmiers. Dans un immeuble de ce genre, sis 32 Charch Gameh Charkass, je vis des agrès de gymnastique et des brancards sur roue décorés de la Croix de Genève et du Croissant Rouge. Intrigué je m'arrêtai, et après quelque hésitation j'entrai. Un jeune homme à qui je posai la question sur la nature de cet établissement, me renseigna aimablement et en excellent français et, lorsque je lui eus dit que j'étais docteur, il me présenta presque de force au médecin de garde qui m'initia dans le fonctionnement de cette œuvre. C'était un médecin italien, installé, avant la guerre italo-turque, en Syrie, qui, expulsé comme Italien, avait perdu une bonne situation. Il était venu au Caire et l'Assistance Publique l'avait accueilli comme médecin rétribué (art. 18 du règlement médical).

Voici ce que j'appris : l'Association Internationale d'Assistance Publique du Caire, fondée le 13 mai 1907, a pour but : a) de prêter les premiers secours sanitaires à tous les blessés, aux victimes d'accidents, d'incendie, de ruine et d'inondations, aux personnes frappées d'infirmité : — b) de transporter les sinistrés soit à l'hôpital, soit à leur domicile ; — c) de prêter son secours avec les moyens dont elle dispose, soit qu'elle agisse de sa propre initiative, soit en coopérant avec d'autres sociétés ou institutions locales : — d) de prodiguer son assistance en cas d'épidémies et de pourvoir aux services qui pourraient éventuellement lui être confiés par l'Administration des Services Sanitaires : — e) de développer son œuvre en créant des institutions humanitaires similaires suivant le développement de ses finances ou de donations privées.

L'Association n'a aucun but politique ou religieux. Elle est étrangère aux luttes de nationalité, de race et de religion et porte son aide aux souffrants au nom de l'Humanité. Les secours de l'Association sont toujours gratuits.

La cotisation annuelle pour les membres contribuants est fixée à P. T. 120 (environ 30 francs). Les dames sont admises à faire partie de l'Association. Les volontaires sont membres de l'Association et prêtent leur concours sans aucune rétribution.

Les fonds proviennent de dons : quoique je ne connaisse pas la haute société du Caire, je reconnus sur la liste du Conseil de Direction quelques noms notoires dans la finance internationale, des princes et autres dignitaires de la Cour Khédiviale.

Il y a 200 membres volontaires qui ont eu une éducation complète d'infirmiers par le personnel médical : ils sont de garde alternativement et sont couchés dans un dortoir dans le bâtiment que nous allons décrire tout à l'heure : c'est à eux que sont destinés les agrès de gymnastique qui avaient frappé ma vue. Il y a un nombre illimité d'élèves volontaires.

Avec une équipe de ces volontaires il y a nuit et jour un médecin de garde, auquel il est interdit de recevoir ses clients particuliers dans les locaux de l'Assistance Publique.

Ces locaux sont très vastes : il y a d'une part un bureau avec un cabinet de repos muni d'un lit pour le médecin de garde : tout à côté, il y a une salle d'opération, ou plutôt de pansement,

car on n'y exécute que des opérations d'urgence
et des pansements, en attendant l'hospitalisation
des accidentés. Dans un second édifice, derrière
le jardin, se trouve une salle de repos et une
salle de lecture pour les volontaires, le dortoir
et une salle de cours. De bonnes illustrations
anatomiques et d'autres planches expliquant les
éléments de la chirurgie appliquée, les tractions
rythmées de la langue, les mouvements de respi-
ration artificielle, etc., ornent les murs : au premier étage se trouve une salle de réunion du
Conseil, et dans de plus petites pièces des dépôts
d'effets de pansements et d'autre produits phar-
maceutiques. Tout à fait au fond de l'immeuble,
il y a une remise pour loger les brancards rou-
lants et des bicyclettes munies de sacs à pansements, et aussi du matériel de secours, tel que :
échelles, cordes, pompe, pics et pelles, etc. Il
y a une voiture d'ambulance avec des chevaux.

Le tout répond aux désiderata de la propreté
et de l'asepsie modernes. Une étuve à vapeur
permet de stériliser les instruments, les pansements, les linges.

Quand on demande du secours par téléphone,
un ou plusieurs des volontaires partent à bicy-
clette porter le secours au blessé : s'agit-il d'un
accident d'une certaine gravité, ils se munissent
du brancard pour apporter le blessé à l'établissement même, où il reçoit les soins nécessaires, par exemple un lavage d'estomac en cas
d'empoisonnement ou un appareil de contention
en cas de fracture. Y a-t-il un certain nombre de
blessés, on fait partir la grande voiture d'ambulance attelée, qui peut transporter les sinistrés
directement à l'hôpital.

La preuve de l'utilité de cette Association est
fournie par le rapport du comité médical sur la
statistique de 1911 : 7878 cas on été secourus ; le
plus grand nombre d'appels a eu lieu après des

rixes : 2529, ce qui fait apparaître la population du Caire comme bien querelleuse ! les conséquences sont souvent assez graves, car les Arabes manient bien la matraque et les fractures par choc direct ne sont pas rares ! Il y aussi eu des cas d'ivresse, de coliques, d'évanouissements : puis 1043 cas d'accidents du travail, 364 cas d'accidents de voiture et 317 cas d'accidents de tram : je m'étonne qu'il n'y en ait pas plus. Si vous connaissiez la désinvolture avec laquelle les enfants et adolescents indigènes du Caire et de sa banlieue sautent sur le marchepied à contre-voie des baladeuses des trams électriques pour se sauver, en pleine vitesse, sur la chaussée dès qu'un conducteur approche, vous partageriez sûrement mon étonnement. Et notez que souvent ils font des prodiges d'équilibre : il y en a qui portent sur leur tête une pastèque, ce gros melon d'eau, sans qu'aucun lien ne l'y retienne : d'autres sont chargés de plateaux garnis de fruits ou de gâteaux qu'ils offrent aux voyageurs, ou encore des articles de ménage des plus variés.

Tous les marchands ambulants qu'on rencontre au Caire ou à Alexandrie sont d'ailleurs un des traits les plus frappants de la vie locale : marchands d'objets les plus hétéroclites, portemanteaux, pantoufles, tissus, poulets vivants ou morts, cailles mortes et plumées ou vives, œufs, vêtements, faux bijoux, objets de toilette, peignes, brosses, éponges, savons, gâteaux, produits agricoles, fruits, légumes, salades, sans compter le tabac, les pipes, les allumettes. Au début, nous ne comprenions pas l'utilité de ces marchands et nous en riions, comme on le fait si souvent devant un fait ou devant une chose qu'on ne comprend pas ou qu'on n'a jamais vu : les enfants blancs se rient d'un nègre, les négrillons rient des blancs. Mais nous comprimes leur utilité et leur raison d'être, lorsque nous eûmes un peu mieux péné-

tré les mœurs des Égyptiens, qui sont en majorité musulmans. Les femmes ne sortent pas et
ne peuvent pas, comme les nôtres, aller dans les
magasins ou au marché acheter tout ce qu'il faut
dans un ménage. L'homme est donc obligé lui-
même de rapporter les vêtements, les ustensiles,
les vivres : comme il travaille — nous trouvons
évidemment que l'oriental ne travaille pas beaucoup, mais il travaille comme il l'entend — comme il travaille, dis-je, il ne peut pas chercher
longtemps l'objet dont il a besoin et le marchand
vient à lui partout où il lui reste un moment de
loisir, par exemple en tram, en chemin de fer,
au café, aux portes des mosquées.

Plusieurs personnes m'ont demandé, depuis
mon retour, si les femmes orientales ne commençaient pas à être gagnées par les aspirations à la
liberté qui caractérisent actuellement leurs sœurs
d'Occident : il en serait ainsi à Constantinople. Eh !
bien, pour le Levant, non : voulez-vous un exemple ? Nous fûmes admirablement reçus dans plusieurs maisons musulmannes et invités à dîner,
ma femme et moi. La maîtresse de maison non
seulement ne parut pas à table, mais ne nous fut
même pas présentée! Cela nous fit une impression bizarre et étrange de nous dire que
l'épouse de notre hôte était reléguée dans une
pièce à côté, pendant que nous, étrangers, mangions sa cuisine, nous servions de sa vaisselle, étions servis par ses domestiques! impossible aussi de lui faire une visite de digestion !
Ces dames d'ailleurs, nous dit-on, ne sont nullement mécontentes de leur sort : quelques-unes
sont venues en France et y ont vu et vécu d'une
façon passagère la vie des femmes françaises :
à leur retour chez elles, elles furent ravies de
retrouver le calme de leur vie de recluses, les
parfums et les cigarettes du Harem, la douceur
berçante de leurs chansons interminables et

monotones. Vous voyez que nous sommes loin des suffragettes !

Excusez cette digression et permettez-moi de remettre au président ces brochures concernant l'Assistance Publique du Caire pour la biblothèque de l'A. P. M.

Formons le souhait que la Ville de Paris prenne en considération le vœu, si souvent exprimé par les médecins, d'installer chez nous aussi un organe de prompt secours en cas d'accident de la voie publique, pour lequel l'Assistance Publique du Caire pourrait peut-être servir de modèle.

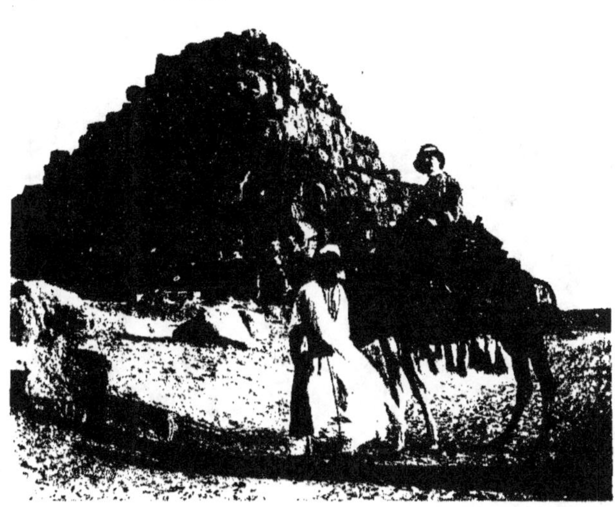

Une des petites pyramides de Gaizeh (page 135)

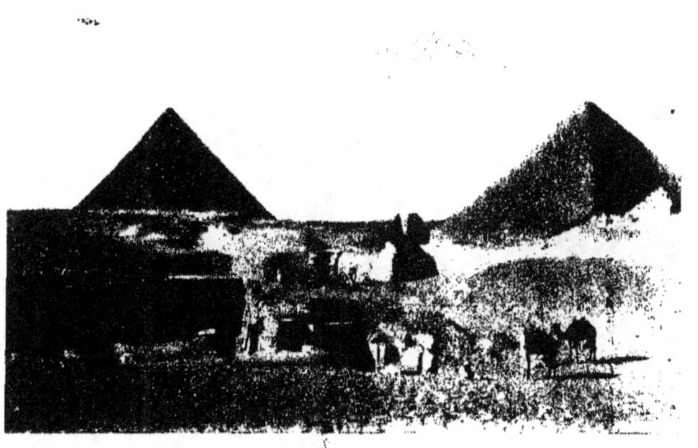

Le Sphynx et les Grandes Pyramides de Gaizeh (page 135)

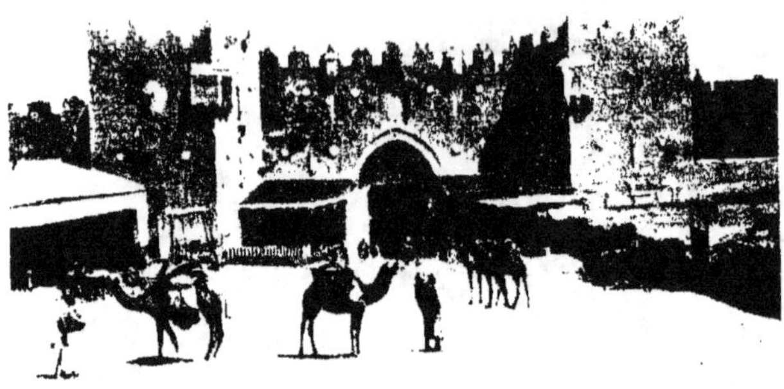

JÉRUSALEM — Une des entrées principales (page 133)
La porte de Damas

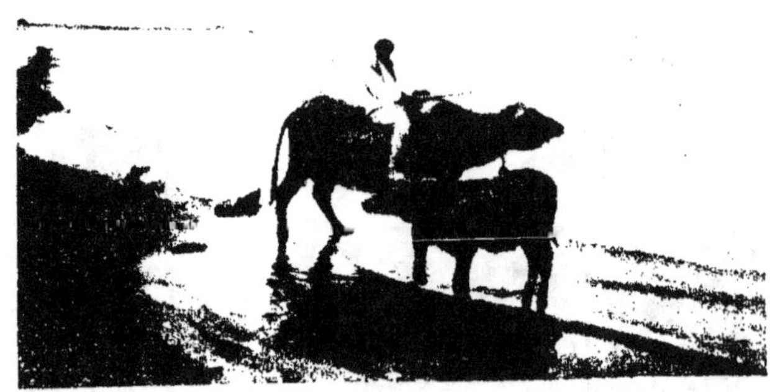

Caravanes au bord du Nil (page 112)

CHAPITRE XI

UNE MAISON DE CORRECTION

Vous serait-il agréable de visiter une maison de correction d'enfants ? », nous demanda le Dr Nazmi Bey. Vous pensez si j'accueillis avec empressement cette offre, moi qui n'avais jamais visité de prison et qui ne connais de la Petite Roquette que l'aspect extérieur si lugubre : et pourtant la question des malfaiteurs précoces est toute d'actualité en France, comme dans le reste de l'Europe. Mon interlocuteur m'apprit que son oncle, M. Ahmed Bey Nazmi, était le directeur d'un établissement de correction pour jeunes gens, la Reformatory School, et qu'il allait lui demander de nous le montrer.

Rendez-vous fut pris pour le surlendemain à 4 heures. L'excellente voiture du Dr Nazmi Bey, attelée de deux beaux chevaux arabes à longue queue et à jarrets souples, prit à travers les quartiers aristocratiques du Caire, puis par l'île de Gesireh — pléonasme, parce que Gesireh signifie « île » en arabe, d'où aussi Algésiras — et après avoir longé les frais quais du Nil, se dirigea vers Guizeh. Ce petit bourg est célèbre, car c'est lui qui a donné son nom au groupe des trois pyramides de Khéops, de Képhren et de Menkherès, qui voisinent avec le Sphinx mystérieux.

Sur le bord d'une belle route, le Sharé Prinsat, « boulevard des Princes », bordée de sycomores et d'acacias lebbakh, s'élève un long mur, interrompu dans son milieu par un pavillon en retrait, devant lequel se trouve une petite esplanade. Elle est garnie de plantations et d'arbustes et, même en septembre, quelques rosiers y portent des fleurs épanouies. Nous descendons de voiture. Une sentinelle indigène garde la porte; mais à un mot dit en arabe par le docteur, notre guide, elle s'efface en présentant son arme et la porte s'ouvre pour nous laisser entrer. On nous introduit à gauche dans le cabinet du directeur, qui ne tarde pas à arriver et à nous offrir des cigarettes. Il ne parle que l'arabe et l'anglais et, quoique possédant cette langue dans ses éléments, je suis obligé de laisser languir un peu la conversation.

J'ai le loisir d'étudier Monsieur le Directeur. Habillé à l'européenne, mais coiffé du tarbouch comme tous les Égyptiens musulmans, il est de forte carrure, portant la tête haute, d'un air un peu militaire, avec une certaine raideur, tenant le milieu entre celle de l'officier allemand et de l'officier français : une forte moustache presque blonde barre la face rasée d'un trait puissant et cache sa lèvre supérieure; le nez fort est un peu arrondi au bout, comme chez beaucoup d'Égyptiens; un grand œil clair qui vous regarde bien en face, exprime une énergie indomptable, alliée à une douceur extrême, mélange qui se sent aussi dans la voix bien timbrée, mais harmonieuse, calme et douce. Après un moment de repos, il nous propose de commencer notre visite ; à travers une cour immense partagée en deux moitiés par

un chemin bordé de plantations soignées et entretenues par des pupilles apprentis jardiniers,
nous nous acheminons vers les bâtiments. Ils
sont très spacieux, comportent un rez-de-chaussée et un premier étage, au-devant duquel règne
une vérandah dans toute l'étendue, permettant
de circuler facilement et assurant aussi une certaine fraîcheur aux locaux : car n'oublions pas
que nous sommes en Égypte et que la chaleur y est
terrible pendant les trois mois d'été. Nous montons
par un bel escalier et pénétrons dans une première pièce : c'est un atelier de menuiserie ; sur
des établis proportionnés comme hauteur à la
taille d'enfants de 8 à 15 ans, sont fixés des planches sur lesquelles une douzaine de jeunes détenus font courir avec zèle rabots et varlopes,
tandis que de blonds copeaux voltigent de droite
et de gauche ; les jeunes ouvriers n'osent pas
lever leurs yeux sur les étrangers visiteurs : le
gardien, qui fait fonction de contre-maître d'atelier, surveille et aide au travail quatre autres
garçonnets qui font passer des planches sous une
raboteuse mécanique : il rectifie sa position et
nous salue militairement. Les petits bonshommes
sont coiffés d'un petit fez bleu foncé, pareil à
leur uniforme, composé d'un veston échancré
sur la poitrine et d'une culotte, laissant les jambes
et les pieds nus : ils ont bonne mine et vous
regardent d'un bon regard loyal, lorsque la
première émotion est passée. Nous les retrouverons tout pareils dans un instant dans les ateliers
voisins où l'on fait de la quincaillerie, puis du fer
forgé et des ustensiles en fer servant à leurs camarades, puis des livres avec des subdivisions de
papeterie, de typographie, de reliure ; là on fait
encore d'autres cartonnages ; nous ne sommes pas
loin d'une classe d'étude et d'une salle de dessin,
où les uns font des modèles pour les forgerons ou
des coupes de meubles pour les ébénistes, tandis

que d'autres s'exercent à styliser des feuilles dans le goût oriental pour servir de types aux décorateurs et aux sculpteurs sur bois ; puis nous nous trouvons dans des ateliers de cordonniers et de tailleurs qui confectionnent des uniformes pour leurs camarades et des vêtements pour le dehors ; un peu plus loin et à l'écart à cause du bruit, se trouvent des ateliers de quincaillerie, de tôlerie et d'étamage. Partout les établis ou les machines sont de dimensions réduites en rapport avec la taille des jeunes ouvriers.

Partout il règne un ordre parfait : il n'y a pas de bruit inutile et personne ne cause, chacun est absorbé par son travail qui semble l'intéresser ; le nombre des surveillants n'est pas élevé : il n'y en a qu'un par atelier et il est beaucoup plus un collaborateur qu'un gardien, car il travaille avec les pupilles ; généralement il se livre à une occupation un peu plus dangereuse que les autres : ainsi, dans l'atelier de la reliure, c'est lui qui passe les rames de papier sous le couperet du balancier ; chez les ébénistes, c'est lui qui est au rabot mécanique ; chez les forgerons, il se tient près du foyer où l'acier rougit. Coiffés du tarbouch, mais portant un uniforme, ces hommes ont tous une mine loyale, presqu'affectueuse, ressemblant à ces sous-officiers infirmiers que nous rencontrons pendant nos périodes de réserve et qui traitent nos jeunes soldats avec tant d'autorité et en même temps de bonté paternelles. Les enfants ne semblent pas malheureux ; on voit que le travail fixe toute leur attention ; ils ont la mine fraîche et éveillée qu'ils soient presque blancs comme des adolescents de chez nous, ou qu'ils soient de noirs Soudanais importés dans la Basse-Égypte depuis les sources du Nil.

Nous voici d'ailleurs à la cuisine ; autour de vastes fourneaux chauffés à la vapeur, le maître cuisinier va et vient, assisté par un groupe d'apprentis qui écument consciencieusement de profondes marmites dans lesquelles mijote une appétissante bouillie de riz, le pilaf si populaire en Orient. Là aussi tout est propre au possible et aucun établissement hospitalier ou scolaire d'Europe n'aurait à présenter mieux. L'ordinaire, me dit-on, est principalement végétarien, mais trois fois par semaine il y a de la viande et des douceurs. Le matin, on donne des féculents, des fèves, de l'orge, du lait, du fromage, du miel ; le pain et l'eau sont à discrétion, tant pour la boisson, que pour la toilette. Chez nous, cette eau à discrétion semble sans grande importance ; mais, dans les pays chauds, l'eau représente une denrée rare, désirable et précieuse — rappelez-vous la description du paradis de l'Islam, où les ruisseaux, les sources, les cascades forment une des attractions et récompenses principales. Le réfectoire est une vaste pièce fraîche, bien ombragée, bien aérée, où, comme partout, les fenêtres sont toutes grandes ouvertes ; chaque pupille dispose d'une gamelle, d'une timbale et d'une cuillère personnelles. Tout à côté se trouve la mosquée, une vaste salle de prière, avec une chaire ; les enfants y font les cinq prières quotidiennes prescrites par leur religion ; une fois par semaine, le vendredi, le prêtre vient y lire la sainte parole de Mohamed, faire un sermon de morale, et invoquer le nom sacré d'Allah le Vivant.

Quels sont les péchés qu'il aura à pardonner à nos jeunes détenus ? Hélas ! en Egypte, comme ailleurs, se réalise la cruelle parole du Vieux Testament qui dit que les péchés des parents tomberont sur la tête des enfants et des petits-enfants ! pauvres petits abandonnés par leurs procréateurs dans les faubourgs et les ruelles de la très grande ville qu'est le Caire, les uns se sont fait arrêter pour vagabondage, les autres

pour le vol d'un œuf ou d'une galette de pain à
l'attrait de laquelle le pauvre ventre affamé ne
put résister, ou encore pour avoir pénétré dans
un jardin pour y chaparder des fruits ou des
légumes, bref presque toujours des peccadilles ;
les larcins les plus graves que je pus savoir
étaient le vol d'une montre et celui d'une
gamouse, cette bufflesse d'Égypte si bizarre, que
le jeune voleur s'en fut revendre dans un village
voisin. Quand la Justice a prononcé l'internement
de l'enfant dans la maison de correction, on s'y
applique avant tout à lui apprendre un métier
pour le mettre à même de gagner sa vie à la
sortie; on lui enseigne la morale en action, on
lui apprend aussi la prière, si importante dans
la vie de tout bon musulman, car souvent les
parents ont même négligé ce soin ; il y apprend
à connaître l'hygiène, les ablutions effectives, le
repas régulier, soigneusement apprêté et proprement consommé ; inutile d'ajouter que la
seule boisson est l'eau, les boissons fermentées
étant interdites par le Koran et si nuisibles, aux
jeunes surtout, nous ne le savons que trop.

Ceux qui savent lire sont affectés à l'imprimerie, où on développe leur connaissance des
lettres. Aussi le jeune détenu ne se sent-il pas malheureux ; on me raconta même que souvent des
familles ayant un des leurs dans cette maison,
amenaient d'autres enfants pour demander leur
admission à l'enseignement professionnel; elle
leur est naturellement refusée. Certains pupilles,
arrivés au terme de leur période d'internement,
reviennent spontanément se présenter après
quelques jours de liberté, pour demander à ren-
trer dans l'établissement. Jamais il n'y aurait de
tentatives d'évasion.

Que deviennent-ils après leur libération ? Les
résultats ne sont pas toujours brillants : rendus
à la plèbe dont ils sont issus, les jeunes libérés

retombent parfois dans le mal et dans le vice. Il faudrait une œuvre post-scolaire pour les libérés : le Dr Nazmi Bey avait essayé d'en créer une, mais il fut mal soutenu par ses compatriotes et ne réussit pas jusqu'ici à faire prospérer sa fondation, malgré d'importants sacrifices.

Les pénalités consistent surtout en peines morales : on leur enlève des bons points ; exceptionnellement on fait administrer par le moniteur des punitions corporelles sous forme de coups de corde sur le dos et les fesses ; il y a aussi l'emprisonnement dans une cellule, mais seulement pendant le jour, jamais pendant la nuit.

L'état sanitaire est très bon en général ; il y a deux ans éclata une épidémie de diphtérie. A l'infirmerie, bien isolée, nous ne vîmes qu'une quinzaine d'enfants : un seul toussait, trois souffraient des yeux, maladie bien banale en Egypte et attribuable à la luminosité intense et à la poussière fine du désert, que la moindre brise fait tourbillonner au-dessus la vallée du Nil ; les autres avaient des embarras gastriques légers ou des indispositions mal caractérisées, qui me semblèrent en majorité être sous la dépendance de l'infection paludique.

Pendant qu'on nous donnait ces renseignements, on nous avait conduits tout doucement vers les bâtiments renfermant les dortoirs : ils sont construits d'une façon fort ingénieuse : autour d'un pavillon central rayonnent dans tous les sens des salles, à peu près comme les salles de malades de l'hôpital Laënnec ; le surveillant se tient dans le centre de l'étoile et peut inspecter d'un coup d'œil tous les rayons sans se déplacer. Chacune de ces salles contient trente lits de fer, garnis d'un matelas et de deux couvertures. Ainsi est élégamment résolu ce problème difficile d'assurer la discipline de nuit parmi les 600 pensionnaires masculins qu'héberge l'institut de correction. Je dis masculins, car le même établissement existe à côté du premier pour les filles. Nous ne le vîmes point, un peu faute de temps et aussi à cause de cet état d'esprit particulier à l'Oriental, qui considère la femme comme un être inférieur, indigne de retenir longtemps l'attention de l'homme.

Subitement retentit une sonnerie de clairon. « C'est le signal de cesser le travail : on a avancé la sortie des ateliers d'une demi-heure en votre honneur », nous dit M. le Directeur. Il nous ramena à travers la grande cour et nous conduisit à l'ombre d'un bouquet d'arbres, où une table gracieusement garnie de fleurs, de gâteaux, de bonbons et de thé nous attendait. Confondus par cette amabilité, nous remerciâmes : pendant qu'on nous fit asseoir, débouchaient de tous les côtés sur la grande cour, devant nous, des équipes de pensionnaires bien alignés, marchant au pas de leurs petits pieds nus, cependant qu'une fanfare composée également d'élèves jouait des marches entraînantes. Toute l'école formait une vaste société de gymnastique, flanquée d'un orchestre complet. Après des mouvements d'ensemble admirablement exécutés et dignes de figurer au récent Congrès International d'Éducation Physique, on fit défiler devant nous en compagnies toute cette jeunesse : les gardiens tenaient les têtes comme capitaines, des enfants moniteurs faisaient fonction de lieutenant : en défilant devant nous, les chefs saluaient militairement et les petits lieutenants lançaient sur un ton bref un commandement qui signifiait : regard à droite, c'est-à-dire vers le petit groupe que nous formions. Nous leur exprimâmes notre satisfaction en répondant par le salut militaire, tâchant de le rendre aussi martial que notre tenue de touristes le permettait. La revue passée, le gros forma les rangs dans le fond.

pendant qu'une équipe d'enfants particulièrement agiles se livrèrent au premier plan à des exercices de gymnastique, exercices couronnés par la formation d'une pyramide, au haut de laquelle un des pensionnaires déploya le drapeau égyptien ; la musique joua l'hymne national.

Ce ne fut pas sans une certaine émotion que nous vîmes cet hommage rendu à leur pays natal par ces enfants si disciplinés et si énergiques, et nous battîmes des mains et saluâmes à l'arabe l'emblème de leur hospitalière patrie, en portant notre main droite sur le front, sur la bouche, sur le cœur. Tout en dégustant une tasse de délicieux thé accompagnée du parfum d'excellentes cigarettes égyptiennes, nous exprimâmes au directeur, M. Ahmed Bey Nazmi, notre admiration pour la belle œuvre qu'il dirigeait, nos félicitations pour les résultats obtenus et encore nos remerciements pour son accueil qui confondait notre modestie. Nous n'oublions pas que nous devons cette intéressante visite, les enseignements qu'elle comporte, et les salutaires émotions qu'elle nous donna, à notre cher ami et confrère Nazmi Bey.

En quittant cet établissement modèle au moment où le soleil s'enfonça comme une boule de feu dans l'immense mer de sable qui ne finit qu'à l'Atlantique, je me dis que les bonnes actions n'étaient décidément ni l'apanage exclusif de la charité chrétienne d'hier, ni de la solidarité socialiste d'aujourd'hui : mais qu'elles étaient de tous les hommes de bonne volonté, quel que soit leur culte. En somme pourquoi le Musulman ne serait pas charitable et pitoyable, lui dont le livre sacré commence par les mots « Louange à Allah, maître de l'univers, le clément, le miséricordieux ». Pourquoi n'imiterait-il pas ces deux belles qualités de sa divinité : la Clémence et la Miséricorde ?

CHAPITRE XII

L'HOPITAL EGYPTIEN

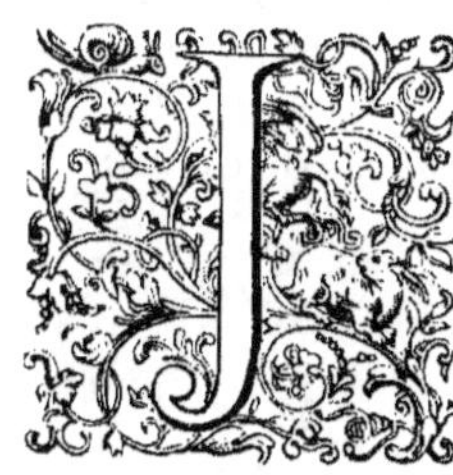

JE vis au Caire deux hôpitaux, un petit et un grand, un indigène et un anglais, un bien tenu et un mal tenu, un musulman et un chrétien, du moins comme administration, sinon comme public : l'éloge n'ira pas du côté où l'on pourrait penser.

Mes amis du Caire me conduisirent près du Palais Khédivial à l'Hôpital Abbas, fondation particulière entretenue par la bienfaisance privée. Cet hôpital occupe un beau bâtiment d'angle, limité par trois rues, à peu près comme la Clinique Tarnier à la rue d'Assas. L'angle pointu est occupé par une petite mosquée ronde, entourée d'une cour-jardin et construite dans un style absolument exquis. Le bâtiment de la clinique comporte deux étages, le rez-de-chaussée étant réservé à la consultation, le premier à la médecine, le deuxième à la chirurgie. La consultation est le but principal de cette œuvre, et le vaste hall du rez-de-chaussée lui est réservé.

A l'heure de notre visite, il est envahi par une

foule de consultants, mais surtout de consul-
tantes, lesquelles sont d'autant plus encombran-
tes qu'elles se sont toutes assises par terre : un
être humain assis occupe beaucoup plus d'espace
que le même être debout : essayez-donc de vous
asseoir par terre dans le métro! Mais ces Egyptiens sont habitués comme les Arabes à s'asseoir
sur le sol ou sur leurs propres talons en s'ac-
croupissant, et il n'est pas possible de les faire
attendre leur tour debout. Les poses de ces
femmes, d'ailleurs, sont les plus pittoresques et
les plus gracieuses; les vêtements, noirs presque
tous, sont drapés artistement autour des bustes
et des cuisses : leurs grands yeux, rendus plus
expressifs encore par le maquillage si habile des
paupières à l'aide du kohel, caressent d'un regard
curieux le touriste, car les voiles cachant les
figures sont enlevés pour la plupart : à l'intérieur
de la Clinique, les femmes se sentent chez elles
et ne sont pas tenues à être couvertes ; d'ailleurs,
l'agrément doit aussi jouer son rôle : leur voile
égyptien noir est très épais, très lourd et très
large : il cacherait toute la figure s'il ne passait
pas au niveau des yeux à travers un cylindre
creux en métal — presque toujours jaune d'or et
ciselé plus ou moins richement — qui repose
sur le nez. Avec 30° à l'ombre on se passe
volontiers d'un attirail pareil, même quand on
aime la chaleur! Mais, à part les yeux, la plupart
de ces visages n'ont rien de beau : le bas de la
face est souvent élargi, les joues sont flasques,
les bouches manquent de ligne et sont par trop
grandes. Le teint de la peau est souvent brun
très foncé et même noir. Elles sont loquaces
entre elles : leurs conversations mêlées aux
cris des enfants, qui nombreux accompagnent
leurs mamans et qui pleurent tous à moins qu'ils
ne tètent, aboutissent à un charivari étourdissant
même pour le calme arabe : aussi les gardiens

infirmiers ont-ils fort à faire pour maintenir en ordre cette foule piaillante, pour empêcher les jambes croisées de s'allonger sur l'espace réservé au passage, pour tenir ce monde réuni dans l'endroit réservé à l'attente !

Tout autour s'ouvrent des pièces servant de cabinet de médecin, de pharmacie, de dossier. Car vous pensez bien qu'il faut contrôler de très près, dans ce milieu complètement illettré, la distribution des ordonnances et surtout des médicaments, qui sont absolument gratuits.

Chaque personne qui se présente reçoit un numéro d'ordre, de couleur différente selon qu'il s'agit de médecine, de chirurgie, d'ophthalmologie, d'urologie : le numéro est reproduit sur le carton, sur lequel est pris l'observation de chaque consultant, et sur l'ordonnance, l'une et l'autre de la même couleur que le numéro d'ordre.

Dans une grande pièce, les fiches avec les observations sont classées d'une façon très pratique, permettant de retrouver facilement la personne cherchée. A la pharmacie, le service est très expéditif ; comme il y a beaucoup de maladies pareilles, on prépare d'avance un grand nombre de flacons contenant par exemple les collyres à l'argyrol, au protargol, au sulfate de zinc, pour les maladies des yeux ; nous avons déjà insisté sur leur fréquence, qui tient à la fois à l'excessive clarté, à la finesse et à l'abondance de la poussière, à l'absence d'hygiène et aussi à la non-compréhension de la prophylaxie contre la contagion : ne sourions d'ailleurs pas des Orientaux, ne les traitons pas de fatalistes musulmans, tant que nous n'aurons pas obtenu de nos concierges le balayage humide des escaliers et de nos architectes la possibilité de les aérer, ou encore de nos campagnards quelques mesures les plus élémentaires de préservation des puits contre l'infiltration du purin. Nous ne vîmes du reste ce jour-là, sur de nombreux consultants, qu'un seul cas d'ophthalmie purulente chez un enfant, avec une ulcération de la cornée, cas assez avancé évidemment, que la mère aurait pu apporter un peu plus tôt — mais elle eut au moins le bon esprit de ne pas s'apitoyer sur son rejeton qui criait fort pour subir l'instillation d'une solution d'argyrol, certainement moins douloureuse que celle de nitrate d'argent. En somme, il y avait beaucoup de consultants atteints d'indispositions très légères, preuve que les Egyptiens n'attendent pas toujours trop tard pour aller au médecin.

Nous montâmes au premier étage. Partout les planchers et les murs étaient irréprochablement tenus. Tout le personnel, sauf trois religieuses autrichiennes, était indigène, correct et poli. Dans les salles claires, hautes, largement aérées et pas trop chaudes, les lits, à peu près du modèle de nos lits d'hôpitaux, étaient tout à fait propres. Dans l'un d'eux, je vis un malade atteint d'une maladie qui m'était peu connue, l'ankylostomiase. C'était un homme à peau noire qui avait pris une teinte gris verdâtre bizarre sous l'influence de l'anémie, teinte suffisamment caractéristique pour permettre à un médecin égyptien de faire le diagnostic à première vue; dans le cas particulier, le diagnostic avait été contrôlé et confirmé par l'examen microscopique des fèces, dans lesquelles on avait trouvé des œufs du parasite : on traitait ce malade au thymol et à une spécialité pharmaceutique française hémoplastique. A côté, je vis un bacillaire, tout à fait pareil à ceux de notre pays : pleurésie à gauche avec épaississement de toute la plèvre dorsale et ramollissement du sommet droit. J'eus beaucoup de mal à pouvoir l'ausculter, car tous nos confrères du Levant se servent d'un stéthoscope compliqué et bizarre.

constitué par deux branches formant ensemble
une lyre et rapprochées par un ressort ; chacune
d'elles porte un embout qui s'enfonce dans le
conduit auditif ; à la partie inférieure se trouve
un tuyau de caoutchouc dont le bout est fixé au
pavillon ; quand on n'est pas habitué à cet ins-
trument encombrant, on n'entend rien du tout.
Aussi me fit-on chercher une serviette. Je vis
encore une cirrhose du foie ponctionnée ; ce
n'était pas une cirrhose alcoolique ; son origine
semblait être une infection ancienne et chronique de l'intestin, peut-être dysentérique, pana-
chée de paludisme. Les autres malades étaient
surtout des dyspeptiques, atteints ou de gastrites
variées ou d'infections intestinales diverses,
mais pas typhoïdiques ; beaucoup d'elles évo-
luaient à la suite d'atteintes de dysenterie amibienne.

Au second, nous arrivâmes juste pour assister
à une thyroïdectomie, fort bien exécutée par un
chirurgien égyptien qui avait étudié en Angleterre ; il avait pratiqué l'incision transversale de
Kocher, qui donne beaucoup de jour ; j'eus la
même impression que j'avais emportée du Saint-
Thomas Hospital de Londres, savoir que les
opérateurs abusent des mains des nurses, si stériles ou gantées soient-elles, une compresse ou
un fil passait parfois dans trois mains avant
d'arriver à l'opérateur ou à son aide. La suture
fut faite très soigneusement ; elle fut abondamment badigeonnée d'une solution iodée et très
soigneusement pansée par le chirurgien lui-
même — « parce que vous étiez là », me glissa-
t-on dans l'oreille.

Dans les salles et à la consultation de chirurgie,
je fus frappé par le pourcentage élevé des hernies ; je sais très bien qu'elles sont fréquentes
en Europe aussi, mais il me semble néanmoins
que dans le Levant où les hommes sont si

vigoureux, presque toujours admirablement musclés et « forts comme des Turcs » pour employer cette expression un peu triviale, mais d'une observation si juste, j'en ai vu plus que je n'en aurais rencontré à une consultation parisienne, bordelaise, montpelliérienne ou nancéienne. Comme je l'ai dit dans mon chapitre sur Beyrouth, j'attribue ce fait au manque d'hygiène alimentaire surtout de la seconde enfance, qui commence après le sevrage.

Ce qui donne un cachet vraiment original à la pathologie externe égyptienne est l'importance numérique des maladies des voies urinaires. Leur pathogénie n'est pas vénérienne, ni tuberculeuse comme chez nous, elle est due à la Bilharziose.

Cette maladie parasitaire reconnait comme origine le *Distomum* ou *Schistosomum haematobium*, un ver trématode, qui pénètre dans les voies digestives avec l'eau de boisson impure. De l'intestin, il émigre dans les vaisseaux des reins, des uretères et de la vessie, obstruant la lumière vasculaire. Il y dépose d'abondants œufs de forme ovale allongée de $0^{mm}12$ sur $0^{mm}04$, garnis d'un piquant à un pôle. Ces œufs bouchent les artérioles et donnent lieu à des cystites variées, à des hématuries, à des ulcères et à des granulations consécutives ; ils peuvent aussi tomber dans la vessie et y servir de centre de cristallisation uratique et donner lieu à la formation de calculs. Plus rarement, les granulomes polypoïdes se produisent aussi sur la muqueuse du rectum. La thérapeutique consiste en leur ablation, mais souvent elles repoussent ; l'âge n'y fait rien et on voit de pauvres petits garçonnets affligés de toutes les tortures de la pierre. Je n'avais jamais si bien compris pourquoi la lithotritie avait joué un si grand rôle dans l'histoire de la médecine que lorsque je vis ces malades, de vrais martyrs, pour la plupart des campagnards, dont le degré de culture était bien différent de celui du Parisien, et qui ne venaient à la consultation de médecins sérieux qu'à bout d'énergie, de patience, de souffrances et de forces. Aussi tout praticien égyptien, qu'il soit chirurgien ou médecin, est obligé d'accorder beaucoup d'attention à l'urologie, cette spécialité qui inspire à la plupart des médecins « une indicible et incompréhensible horreur », pour employer les termes d'un de nos vice-présidents, le Dr Cathelin : donc n'allez pas vous installer en Egypte si vous n'aimez pas l'urologie, et étudiez-la bien, si vous avez envie d'aller exercer dans ce pays.

CHAPITRE XIII

L'HÔPITAL ANGLAIS DU CAIRE

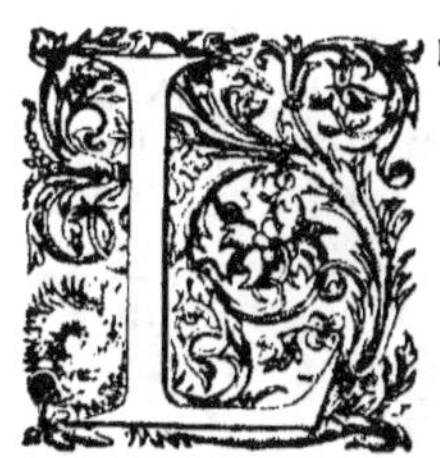
E second établissement que je pus visiter était l'hôpital de Kasr el Aini ou Hôpital de l'Ecole de Médecine : on n'y fait pas d'enseignement, mais il possède un musée anatomique. L'esprit autonomiste des Egyptiens, qui commence à se réveiller, souffre de ce que l'Angleterre ne permette pas à ses protégés d'ouvrir une Ecole; on prétend que la Grande Bretagne craint les sujets trop instruits et ne veut pas qu'ils puissent acquérir les connaissances scientifiques ailleurs que dans la métropole, où elles ne sont dispensées qu'associées aux idées, aux mœurs et aux manières anglaises. Aussi cet hôpital est assez négligé dans son ensemble et ne fait pas honneur à nos voisins d'Outre-Manche. « Il était bon du temps français » entends-je dire. On n'y pénètre qu'après avoir été présenté au directeur, grand Anglais, jeune, blond fadasse, froid, mais aimable, qui nous fait attendre un bon quart d'heure dans son cabinet avant d'apparaître. Il ne parle pas un mot de français, et nous confie à un mé-

decin assistant anglais qui nous fait voir le vaste
bâtiment. Celui-ci forme un grand carré autour
d'une cour centrale; d'un côté, il est longé par un
des bras du Nil, qui à cet endroit est séparé en
deux par l'île de Gesireh. Il comporte deux
étages. Chaque étage est desservi par un couloir
central sur lequel les salles s'ouvrent à droite et
à gauche. La cloison qui sépare le couloir des
salles est interrompue dans son tiers supérieur
par de vastes baies, qui aèrent le couloir et qui
permettent d'établir un courant d'air entre les
fenêtres donnant sur le côté extérieur et celles
donnant sur la cour. Toutes ces fenêtres sont
largement ouvertes, chose fort agréable et facile
dans ce pays, où la température oscille en septembre entre 25 et 32° à l'ombre comme maxima
et minima. Seulement il y a un mais : d'innombrables pierrots, tout aussi effrontés que nos
friquets parisiens, entrent et sortent sans la
moindre gêne à travers les fenêtres, viennent
picorer les miettes de pain qui traînent par terre,
sans respecter d'ailleurs les miches ou les
galettes qui se trouvent sur les tables ou les
dressoirs : ils se posent dessus pour en manger
tout ce qu'ils peuvent, mais ils laissent de petits
souvenirs de leur passage. Est-ce indolence, est-
ce respect, je n'en sais rien; mais aucun des
malades n'a l'air de leur en vouloir pour leur
sans-gêne ! aucun ne semble même avoir envie
d'en prendre pour améliorer son ordinaire. On a
beau aimer les bêtes, on ne peut pas s'empêcher
de trouver cette familiarité un peu outrée.

Les lits sont des lits de camp très bas, constitués
par un sommier à claire-voie, un petit matelas
dont la taie ne doit pas être changée souvent
à juger d'après son apparence répugnante, une
couverture de laine et un petit traversin Les
malades n'entrent heureusement pas en contact
intime avec leur literie, car ils sont revêtus de

leur tenue de ville, tenue bien malpropre et usée, car les patients sont des pauvres. D'ailleurs, tout ce qui peut se traîner a quitté les salles, avec leurs hordes de mouches, pour se faire désinfecter dans la vaste cour par le soleil, ce grand purificateur qui détruit au moins les microbes, sinon les poux, les punaises et les puces.

Il n'y a qu'un service de gynécologie, avec une petite salle d'opération moderne, munie de lavabos sans savon, qui soit bien tenu. Il comporte une dizaine de lits ordinaires; chacun des pieds de lit trempe dans une écuelle de liquide antiseptique, qui protège les opérées contre l'invasion des fourmis rouges. La fourmi rouge est une toute petite bête d'une voracité extrême. Partout où il y a quelque chose à manger, elle pénètre : nous avions dans un sac de voyage un carton avec du chocolat et quelques bonbons — ration de fer pour les excursions ou pour les parcours en chemin de fer où l'on ne trouve pas toujours à se ravitailler; le tout était placé dans une commode joignant bien : eh bien! les fourmis rouges avaient parfaitement trouvé moyen d'y pénétrer et d'en manger la moitié, de même que des coléoptères que j'avais pris et tués dans une solution formolée et que j'avais placés, après dessication, dans de la sciure de bois formolée! Rien d'étonnant qu'elles s'attaquent aussi aux plaies opératoires.

Dans les différentes salles, les malades sont groupés d'après la nature de leurs affections ; dans une salle il y a des dermatoses non spécifiques, dans une autre les dermatoses syphilitiques, dans une autre des formes tertiaires, dans une autre les conjonctivites purulentes ; puis des maladies internes, parmi lesquelles je note beaucoup de cirrhoses hépatospléniques d'origine infectieuse ou paludique et des splénomégalies peut-être paludiques, qui me rappellent la maladie de Banti; les tuberculeux, pas très nombreux, sont mélangés aux autres malades. Une vaste salle, nullement isolée d'ailleurs, est réservée aux dysenteries chroniques, maladie bien difficile à guérir, car on ne connaissait pas encore, en septembre 1912, le traitement au chlorhydrate d'émétine, qui semble devoir acquérir la valeur d'un spécifique contre l'infection amibienne. Une autre grande salle réservée aux cardiaques retint mon attention: les malades y étaient nombreux, mais qu'il est difficile d'ausculter un homme couché à 40 ou 50 centimètres au-dessus du sol !

La plupart de ces cardiopathies ont leur origine dans la syphilis. Je restai surpris par la faiblesse et l'insuffisance du traitement : à de malheureux asystoliques gonflés d'œdèmes, on donne un peu d'acétate ou de nitrate de potasse, avec des quantités homéopathiques de digitale ; on les laisse manger les aliments les plus variés, plutôt fortement salés, quand une dose suffisante de digitaline et un régime déchloruré pourrait donner à leur cœur le salutaire « coup de piston », comme disait familièrement mon maître Huchard dès 1892 !

En présence de l'intérêt que je témoignai à ces malades, le médecin assistant anglais voulut me montrer un beau cas : « cardiosclerosis » dit-il ; mais non, cher Confrère, ce gros foie à bord tranchant, non douloureux, ces cicatrices sur les jambes, sont d'un syphilitique, et ce gros cœur dilaté est un cœur secondaire et nullement une cardiosclérose. L'entente cordiale ne règne pas sur le chapitre de la cardiologie, et pourtant j'ai lu Samson, Broadbent et même Mackenzie!

Quittons ce terrain brûlant, qui me rendrait une fois de plus vaniteux de la clinique française, pour le second étage, où se trouvent les services de chirurgie : passons rapidement devant ces

nombreuses fractures traitées par l'extension ;
signalons un abcès dysentérique du foie opéré
de la veille et drainé par un tube de caoutchouc
dans un bocal contenant de l'eau phéniquée
placé à côté du lit. Ces abcès dysentériques gué-
rissent bien dans les formes à amibes, quand on
réussit à éviter des infections secondaires, parce-
que leur pus est stérile. Nous retrouvâmes dans
les salles d'urinaires des bilharzioses et des
calculoses en grand nombre, alternant avec des
cystites et pyélites variées.

Ce qui me frappa le plus et qui fut tout nouveau pour moi, était le traitement des plaies opératoires à ciel ouvert. Des cures radicales de
hernies, soigneusement cousues en surjet ou
fermées par des agrafes de Michel, sont simplement couvertes d'une feuille d'ouate, que l'opéré
enlève de ses mains infectées pour nous montrer
sa plaie ; elle est traitée par un badigeonnage
quotidien avec un mélange de teinture de ben-
join, d'alcool et d'éther contenant 2 pour cent
d'iode en solution. Les résultats seraient très
bons, et l'économie du traitement est à consi-
pérer. Il ne nous est pas possible de prédire
l'avenir réservé à cette méthode.

Nous passons rapidement par les salles des
femmes ; scientifiquement, nous voudrions signa-
ler un cas de diabète chez une femme âgée : les
médecins le considèraient comme un cas rare, ce
qui m'étonne un peu : car les femmes d'Orient
mènent une vie qui semble devoir prédisposer
aux maladies de la nutrition ; leur immobilité,
leur régime hydrocarboné formé de pilaf au riz
ou aux féculents, de sucre, ne sont pas faits pour
activer les combustions. Si le diabète est rare,
si la goutte semble inconnue, ce fait ne peut tenir
qu'à l'absence de la tension nerveuse et des fati-
gues cérébrales, émotives surtout — facteurs
presque régulièrement notés dans les antécé-

dents de nos diabétiques. — Au point de vue touristique, nous voudrions retenir de cette visite rapide l'apparence pittoresque des salles de femmes, due principalement aux poses particulières des patientes, poses popularisées par les images des harems ou par des mises en scène de théâtre : les unes sont accroupies ou allongées par terre en groupes harmonieux ; les autres sont étendues sur leur lit, les jambes écartées et les genoux fléchis ; d'autres sont couchées à plat, le bras gracieusement enroulé autour de la tête, tout l'ensemble relevé par quelques oripeaux vivement colorés. Même là, dans la maison de la douleur, on trouve le reflet de la nonchalante existence du harem. Cela vaut-il vraiment la peine, Messieurs, d'être féministe ? cela vaut-il vraiment la peine, Mesdames, d'être suffragette ? Quel malheur pour vous, femme du peuple, d'être couturière ou modiste !

A Kasr-el-Aini il y a aussi un service pour enfants. Commençons par les plus petits. Ce sont de pauvres enfants abandonnés par leur mère, tous européens d'origine, car la femme orientale n'abandonne jamais son enfant. Je m'en suis rendu compte. Ainsi j'ai rencontré sur une route de la banlieue du Caire une femme fellah, récemment accouchée, presque nue, charriant péniblement sur sa tête une énorme vanne pleine de ces belles dattes égyptiennes, bleu-prune, qu'elle portait vers la ville. Elle avait posé son nouveau-né tout nu sur les dattes et ses pauvres petits membres, raides encore, se tendaient vers le soleil ardent, qui dardait ses durs rayons dans les yeux du petit être. Que pouvait-il bien ressentir là-haut ? nul ne le saura jamais ; mais au moins il était près de sa maman, dont les seins turgescents lui promettaient un abondant repas. Il était certes moins à plaindre que les pauvres petits abandonnés dans ce service, dont les médecins esquivèrent ma question sur le pourcentage de mortalité pendant la première année. Peut-être m'étais-je fait mal comprendre dans mon anglais d'occasion ? Des nourrices d'origine européenne les alimentent pourtant partiellement au sein, mais leurs petites figures ridées d'athrepsiques ne semblaient pas les prédestiner à une longue existence.

A côté, sur une large verandah, j'assiste au repas d'enfants un peu plus âgés, d'un à deux ans environs. Des « pupils » indigènes, accortes jeunes filles égyptiennes en costume du pays, avec un voile bleu d'infirmière sur la tête qui leur donne un petit air alerte et frais, s'occupent de ces enfants. Au milieu d'une natte se trouve une grande jatte de bouillie de riz ; tout autour sont assis les bambins ; la nurse trempe la cuiller dans la soupe et introduit le contenu dans un petit bec après l'autre. C'est peut-être plus pittoresque qu'hygiénique !

Chez les enfants un peu plus grands, la tristesse prédomine ; tous expriment le désir de sortir. Un de mes compagnons donne à une fillette de 8 ans, qui demande en pleurant de s'en aller, une piastre, « ce n'est pas de l'argent que je veux, je veux m'en aller » répond la pauvrette. Faut-il que la liberté soit bonne pour faire mépriser même l'argent !

Nous quittâmes l'hôpital en remerciant les médecins anglais de nous avoir guidés. Je ne pus m'empêcher de penser que les Français feraient bien de visiter souvent des établissements dirigés par d'autres nations que la leur, afin de ne pas trouver, par principe, excellent tout ce que font les étrangers, et bon à dénigrer tout ce qu'ils font eux-mêmes.

CINQUIÈME PARTIE

GLANES ET SOUVENIRS

CHAPITRE XIV

POURQUOI MON VOYAGE AU LEVANT

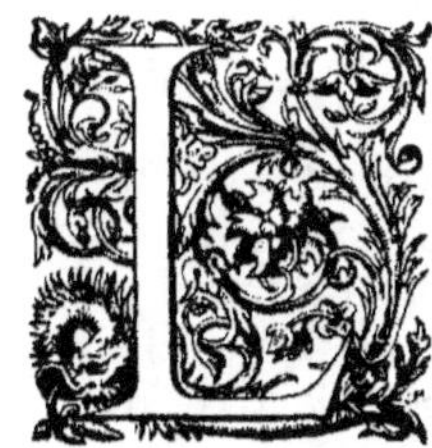

'IDÉE d'un voyage dans le Levant me vint au cours de la vibrante conférence du professeur Raphaël Blanchard à l'A. P. M. en juin 1912. Le maître nous y raconta si éloquemment ses impressions de Beyrouth, où il avait été envoyé par le Ministère de l'Instruction Publique pour y présider les examens de doctorat des étudiants de la Faculté Française de Médecine, ses projections photographiques nous montrèrent si bien, qu'outre l'intérêt scientifique et d'étude sociale, ces régions, au point de vue paysagiste, valaient également la peine d'être visitées, que je résolus d'y partir à mon tour.

Au cours de mes trois voyages en Algérie-Tunisie, j'avais déjà pris contact avec le monde oriental et musulman et il avait conquis toutes mes sympathies ; enfin, depuis que j'ai goûté au ciel et au climat des rives de la Méditerranée en France, en Algérie, en Espagne, en Italie et en Dalmatie, je ne rêve plus que pays chauds. Et puis, qui ne tressaille à l'idée de fouler le sol sacré de l'Egypte, où quatre siècles avant notre ère, Hérodote était déjà allé en touriste pour y contempler les antiquités pharaoniennes, où coule toujours le fleuve aux sources mystérieuses, dans lesquelles se trémoussent hippopotames et crocodiles, fleuve qui arrose et féconde toujours des rives verdoyantes enchassées dans le rouge désert? Qui peut penser sans émotion à Jérusalem, ce berceau de trois religions, imprégnée du sang de nos ancêtres croisés, ville tellement entourée d'une auréole mystique qu'on ne sait ce qu'elle est dans la réalité ! Le médecin aussi devait y trouver largement de quoi satisfaire sa soif d'apprendre, y voir des maladies exotiques, des plantes, des bêtes, des hommes étranges, sans compter des constatations anthropologiques et ethnographiques.

Comment va-t-on dans le Levant ? l'itinéraire le plus séduisant est certainement le périple de la Méditerranée exécuté par les navires des Messageries Maritimes, qui vont de Marseille à Alexandrie, Port-Saïd, Jaffa, Beyrouth, Rhodes, Smyrne, Constantinople, le Pirée et Marseille. Il est d'usage de dire beaucoup de mal de nos bateaux français : en effet, on y est d'autant plus mal qu'on a davantage le mal de mer ; mais en réalité il n'y a pas de reproches bien graves à leur faire. Sur l'*Orénoque*, un vieux vaisseau qui vient d'être déclassé et qui nous ramena de Beyrouth à Marseille, il n'y avait pas de télégraphe sans fil, ni d'appareil frigorifique, mais seulement une glacière : certains plats s'en ressentaient comme fraîcheur ; quant au reste, il n'y avait vraiment rien à dire. Le personnel subalterne était fort convenable ; les ponts, les cabines, les salons étaient propres ; l'eau était fort bonne et à discrétion, les menus variés, les aliments abondants, les officiers étaient tout à fait aimables et capables d'actes de courage et d'abnégation, témoin l'héroïsme du lieutenant Bracco; dont j'ai déjà fait la relation et qui périt peu après victime du devoir : lui mourut (1), mais tous les voyageurs furent sauvés. Si notre marine est en décadence, la bravoure de nos marins ne faiblit pas.

Quand on craint, comme certaines voyageuses, la longueur des traversées, on peut gagner par terre Brindisi ; de là, il y a un départ hebdomadaire d'un bateau de luxe du Lloyd Autrichien de Trieste, qui vous met en 48 heures à Alexandrie et l'Union Internationale des Chemins de Fer permet des combinaisons fort avantageuses de billets. C'est ce chemin que nous prîmes. La « *Wien* », au bord duquel le personnel ne parle que l'italien, est un superbe steamer avec tout le luxe imaginable ; il y a jusqu'à un salon de coiffure pour dames à bord. Les repas sont servis avec un grand raffinement et la cuisine est irréprochable. Il n'y a aucune cargaison, donc pas d'odeur de marchandises. « En France, nous devrions faire des bateaux pareils, dit-on » ; je n'en suis pas bien sûr, car je crois savoir que le résultat financier n'est pas très favorable et je ne voudrais guère m'y intéresser comme actionnaire. D'ailleurs, il y avait peu de passagers. Mais je dois l'avouer, le mois de septembre n'est pas la saison de choix.

(1. Voir la note de la page 21.

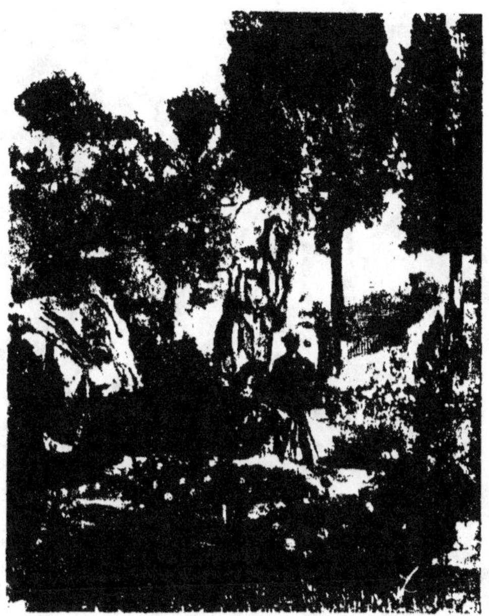

Dans le Jardin de Gethsémané (page 157)

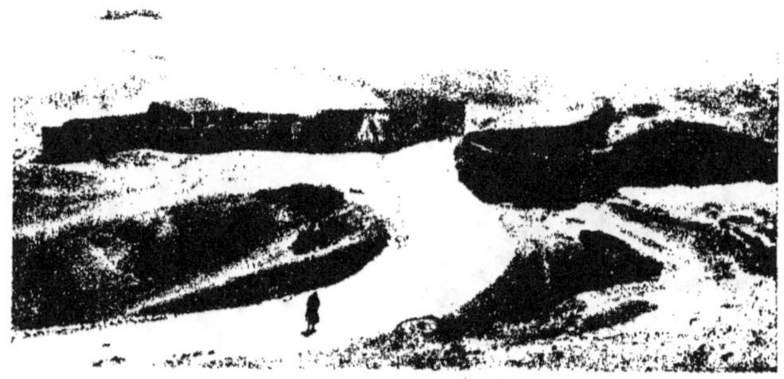

Le « Khan » du Bon Samaritain (page 163)

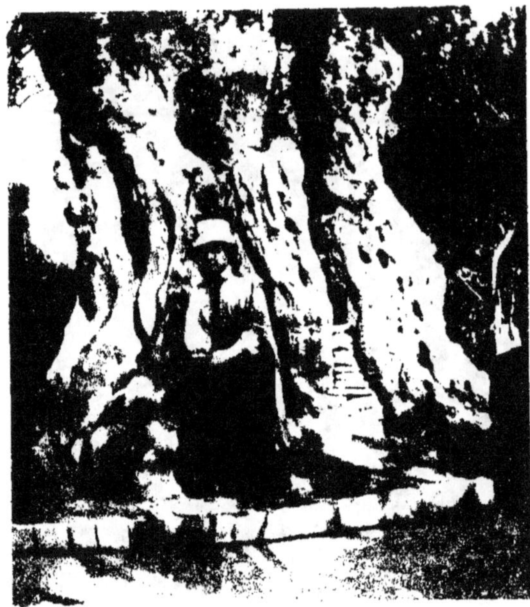

Dans le Jardin de Gethsémané (page 157)
Tronc d'olivier la millénaire

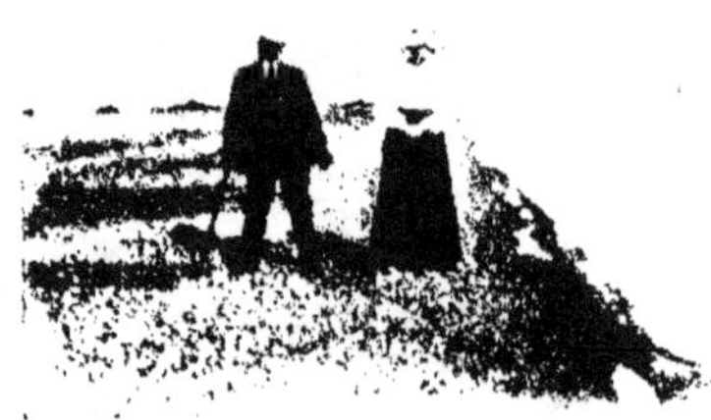

Le bord de la Mer Morte (page 165)

CHAPITRE XV

ALEXANDRIE ET LE CAIRE

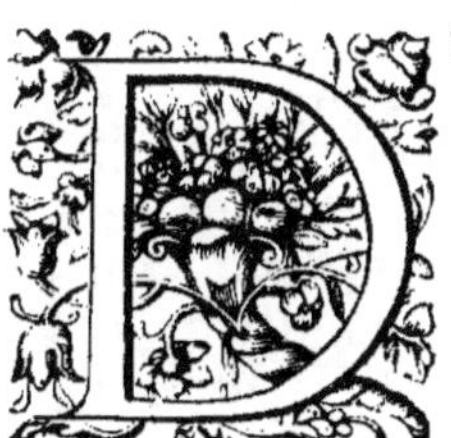

ES bouffées d'air chaud se mêlaient à la brise marine et annonçaient le voisinage de l'Afrique. Sur la dunette du navire je guettai par ma puissante lorgnette à prismes l'apparition de la terre. Elle se présenta sous forme d'une longue ligne de dunes jaunâtres, assez hautes, dans laquelle les ombres portées dessinaient des trous noirs et que quelques groupes de palmiers dominaient par ci par là de leurs plumets verts. Le bateau filait toujours vers l'Est, lorsqu'on vit émerger de l'eau un phare, le phare par excellence : car il est construit à la place de celui qui, le premier de tous s'élevait sur l'îlot de Pharos devant Alexandrie, la gréco-romaine, et qui a donné son nom à toutes les autres tours luisantes, directrices des navigateurs. Bientôt la ville entière se dessina avec ses vastes docks, des minarets et des coupoles de mosquées, des arbres, des quais, des cheminées, le fort Napoléon.

Alexandrie n'est pas loin de l'embouchure occidentale — celle de Rosette — du Nil. Elle est fatalement exposée à l'ensablement par les boues et les limons que le fleuve gigantesque déverse dans la mer. C'est cet ensablement progressif qui a relié à la terre l'île de Pharos et l'a changée en presqu'île. L'ancien port, situé à l'Est de cette saillie de terre, est ensablé et le port actuel se trouve du côté opposé, vers l'Ouest. Il est d'ailleurs superbe, muni de forts travaux avancés et profond au point de permettre aux plus grands bateaux d'aborder à quai.

La douane égyptienne à laquelle nul débarqué ne peut échapper, a une façon bizarre de procéder : tout colis paye une piastre-tarif, soit vingt-cinq centimes, quelqu'en soit le contenu ; ne vous avisez pas d'avoir une canne, un parapluie, un sac à main ou un appareil photographique en bandoullière : autant d'objets, autant de colis, autant de piastres ! Quoique fonctionnant sous le contrôle anglais, les procédés sont restés turcs : nombreuses sont les fiches qu'un seul employé travaillant en plein air doit remplir en arabe, tandis qu'un grand nombre de collègues stationnent autour de lui sans rien faire. Aussi l'attente est-elle longue, chaque fois qu'un navire a déversé sa fournée de voyageurs. Des porteurs, des pisteurs, des portiers d'hôtels, des cochers, des changeurs, des marchands de cartes-postales et de coco les abasourdissent de leurs cris et les impatientent, à moins qu'ils ne les distraient.

Le centre d'Alexandrie est formé par la vaste place Mehemet Ali, plantée d'arbres : c'est un vaste quadrilatère avec la Bourse à un bout. Ce monument pourrait servir d'emblème à la ville : partout on voit la richesse qui déborde : de superbes bâtiments, des usines, des banques, des fabriques de tabac, des dépôts de marchandises, des camions ou des chameaux chargés de denrées, de superbes attelages ou des autos

prouvent que le commerce marche. Des travaux
publics — on achève la construction d'un beau
quai du côté du grand port des Anciens — des
rues bien pavées, des magasins d'objets de luxe
et de nouveautés, des prostituées, démontrent
que la richesse s'en est suivie. La hâte des passants, la vitesse des véhicules, l'encombrement
des tramways témoignent que là, comme ailleurs,
l'effort individuel est à la base de cette aisance.
Pourtant il fait chaud, 40° à l'ombre l'après-midi,
et il faut se reposer. Aussi les cafés, qui ont envahi avec leurs tables une grande partie de la
place Méhémet Ali, sont bien garnis de consommateurs, de même que les locaux, où l'on dé-
guste le tabac : imaginez-vous une vaste boutique sans devanture, grande ouverte sur la rue,
comme certains bars chez nous : tout autour
règne un sopha, il y a parfois quelques fauteuils
en plus. Au fond se trouve un comptoir, où l'on
vend du tabac et surtout des cigarettes. Avant
de faire son choix, on peut en déguster plusieurs
variétés dans cette espèce de loggia : on peut
s'y reposer, si on est fatigué, à condition d'acheter un paquet de cigarettes chez le débitant.
C'est toujours moins nuisible qu'une absinthe !

Là, comme au Caire, d'innombrables marchands au panier viennent vous offrir les objets
les plus variés, parlant les langues les plus
diverses, grec ou italien, arabe ou turc, français
ou anglais, russe, hollandais, allemand.

Quand on quitte le centre de la ville pour aller
vers l'Ouest, où se trouve la gare des marchandises : le brouhaha y est encore plus intense. Là il
n'y a rien d'élégant : chameaux, fardiers, porteurs charrient d'énormes balles de coton, se
poussant, hurlant, jurant et suant sous le soleil
torride et sous l'affreuse poussière industrielle :
puis on se heurte à des sacs de grains ou à des
peaux de bêtes, qui forment des articles d'expor-

tation d'Egypte. Ils descendent par le Canal
Mahmoudieh, qui relie le Nil à la mer, sur ces
voiliers du Nil qui ont encore à peu près la même
forme que ceux qui sont représentés sur les
monuments datant de 6.000 ans ! seulement ils
apportent maintenant leurs cargaisons pour les
steamers et pour les railways.

Le côté oriental de la ville est le côté aristocratique. De belles et riches demeures privées
dans des rues larges et calmes, des jardins
particuliers et publics permettent à leurs habitants de se reposer des tracas d'affaires et de se
soustraire à la chaleur pendant les heures les
plus dures. Là se trouve aussi le bel hôpital que
nous n'avons malheureusement pas eu le temps
de visiter en détail. C'est là encore qu'il y a la gare
de Ramleh : les trains qui en partent desservent
plusieurs endroits habités par des familles aisées
et le soir les hommes viennent en foule envahir
les trains qui les ramènent dans leur Chatou ou
leur Maisons-Laffitte alexandrins.

Presqu'à côté de la gare, avec la vue sur la
mer, s'élève un grand casino et un beau magasin
de pâtissier, rendez-vous de la bonne société.
Quand on pousse la promenade un peu plus loin,
on arrive toujours sur de belles routes, au lac
Maréotis ou Mariout, dont la calme surface
semble un grand miroir bleu.

Cette disposition de la ville d'Alexandrie forme
une exception à la règle qui veut que toutes les
grandes cités modernes s'étendent de l'est à
l'ouest. La topographie explique peut-être cette
anomalie : d'un côté l'humidité du lac, de l'autre
l'aridité du désert.

La partie de la ville qui a incontestablement
le plus de cachet est celle qui s'étend vers la
presqu'île entre les deux ports : c'est la vieille
ville turque, pittoresque avec ses maisons symé-
triques à moucharabiehs, et d'autant plus agréa-

bles à visiter que les rues sont bien pavées et soigneusement entretenues. Il y a bien par ci par là un cul de sac, une cour ou une échoppe où l'Orient reprend ses droits ; mais qu'elle est la cité qui puisse se vanter d'être dépourvue de bouges ? Dans ces quartiers on retrouve encore quelques boutiques qui ont conservé la couleur locale d'autrefois. Dans l'une d'elles, je vis des objets qui retinrent mon attention au point de vue anatomique : on y voyait, fort bien reproduits en argent laminé, différentes parties du corps humain : bras, jambes, yeux, oreilles et surtout des parois abdominales et thoraciques de femmes avec des seins soigneusement et très artistement modelés. Cela me sembla bizarre en pays musulman ! Le marchand bijoutier coiffé du fez, voulut bien m'expliquer que ces pièces étaient des ex-voto pour les chrétiens. « Pour quelle confession chrétienne ? lui dis-je. — Pour toutes les confessions, me fut-il répondu. »

Comme antiquités il n'y a pas beaucoup à voir à Alexandrie, sauf la Colonne Pompée, colonne romaine de style corinthien, de 26 mètres de haut, en granit rouge. Elevée sur un petit mamelon et entourée d'un jardin, elle fait beaucoup d'effet. Elle est entourée de deux beaux sphinx rouges trouvés sur place, dans les terrains du Sérapeum : des fouilles ont mis à jour un couloir souterrain, probablement une chambre funéraire, garni de petites niches.

Tout autour de ce jardin d'antiquités, contraste entre le passé dont on ne voit que la gloire et le présent dont on voit le réalisme, s'élève un quartier de banlieue arabe, où sous des gourbis et des masures grouillent sordides, mais pittoresques, pouilleux mais dignes, des hommes, des femmes et des enfants indigènes entremêlés aux chèvres, ânes, moutons, poules et chiens, dans cette atmosphère particulière des ruelles arabes, mais sous l'éternelle beauté de la clarté éblouissante du soleil africain.

* * *

Le Caire est une très grande ville, dans laquelle sont juxtaposés les degrés les plus divers de la civilisation humaine et les races les plus disparates. A côté d'hommes blonds du Nord propres et froidement actifs, on voit de noirs Soudanais presque nus, sordides, paresseux ou sottement affairés : on vend de la camelote d'Europe à côté de sautoirs confectionnés en cuir d'antilope et garnis de coquillages du Bahr el Gazal, d'affreuses cartes postales d'Allemagne à côté de fouets en peau d'hippopotame, d'exquis bijoux de Paris et de Londres à côté de scarabées provenant des tombes pharaoniques. On y voit des quartiers tout neufs, composés de villas somptueuses, entourées de jardins merveilleux, et des quartiers de ruelles immondes : la spéculation en a d'ailleurs abattus sur de vastes étendues le long du Nil, pour y édifier des quartiers modernes. Les milans et les corbeaux assurent une partie de la voirie dans les rues où passent le téléphone, des canalisations d'eau pure et d'eaux d'égout. Sur les beaux ponts métalliques qui traversent le fleuve large de 400 mètres, le tramway électrique croise des caravanes de chameaux, d'ânes, de chèvres ou de moutons, en même temps que de riches équipages à stores baissés avec un eunuque sur le siège à côté du cocher à la place du groom. Ancêtres de la diligence, de nombreuses charrettes plates transportent en ville, sur leur plateforme sans rebord, des femmes accroupies avec leurs enfants : leur face est voilée d'une épaisse étoffe, qui traverse au niveau du nez un cylindre métallique creux et laisse ainsi les yeux libres ; elles viennent en

ville pour voir des amies ou parfois pour faire
des achats dans le Mouski, ce quartier des mer-
ciers et des drapiers, où la bousculade ne prend
fin qu'avec la nuit, où la poussière et la boue se
disputent le sol. Cependant, ailleurs, les citadins
riches et jeunes se livrent au plaisir du skating
dans la fraîche promenade de l'Ezbéquich ou
dans l'île de Gezireh, pendant que les personnes
plus âgées ou moins sportives contemplent un
cinématographe en plein air, en sirotant un sor-
bet, une gazosa ou un de ces excellents cafés
d'Orient. Hommes et femmes fument des cigarettes parfumées, mais qui ne satisfont qu'à
moitié le Français habitué aux tabacs plus forts
de la Régie.

Quand on prend le tram à la place de l'Opéra
devant un beau théâtre de ce nom, à côté des
vastes palace-hôtels pour Anglo-Américains, on
est transporté en moins d'une heure au pied des
grandes pyramides de Guizeh, majestueuses
dans le désert de sable qui commence dès qu'on
quitte le fond de la vallée irrigable. A une petite
distance de ces pyramides, sous lesquelles repo-
saient Kéops, Kephren et Menkhérès, se trouve,
mystérieux toujours, merveilleux de couleurs
chatoyantes sous l'ardente lumière du Sud, le
Sphinx, plus beau encore au clair de la lune, qui
était pleine au moment de notre visite. Les
poètes ont beau décrire, chanter ou pleurer la
nuit d'Orient, jamais ils n'atteindront à faire
saisir à qui ne l'a vue, l'émotion que donnent au
voyageur réfléchi ces monuments ou encore
l'astre de la nuit se reflétant dans les eaux jaunes
du Nil, pendant qu'il raconte en clapotant tout
ce que le temps et l'espace ont fait défiler devant
lui.

Dans une autre direction, à une faible distance
du Caire, le modernisme le plus osé a fait sortir
une autre merveille du sable : Héliopolis, la mo-

derne, où les casinos, les hôtels somptueux, un
Hammam, les villas les plus raffinées, les boutiques les plus luxueuses et, horreur !, un Luna-
Park, bordent sur des kilomètres des chaussées
ombragées, sillonnées de tramways et d'autos.
Cette merveilleuse ville d'hiver doit son existence toute entière à une simple conduite d'eau,
qui, fécondant le sable aride, a fait pousser en
peu de temps une oasis de végétation et rendu
tous ces palais habitables, grâce à l'eau, ce don
divin !

Rentré en ville, on retrouve, après cette aristocratique vision, l'animation populaire des cafés
avec leurs consommateurs variés, des Grecs, des
Italiens, des Anglais, des Juifs, des Turcs, des
Egyptiens. Au début, on s'y perd, mais bientôt
l'œil s'y fait et on reconnait l'autochtone dont le
type s'est conservé si pur depuis des milliers
d'années : la peau bronzée, la face large, les
cheveux ondulés, les yeux bruns, fiers et pro-
fonds, le nez arrondi, le corps un peu épais, le
mouvement un peu lent et comme compassé,
caractérisent l'indigène, quelle que soit la classe
à laquelle il appartienne. On raconte qu'une
femme Fellah reconnut au Musée Egyptien —
cette merveille due en majeure partie au génie
de nos compatriotes, les Auguste Mariette, les
Maspéro, les Dourgnon — dans la statue d'un
pharaon vieille de 4.500 ans, le portrait du bailli
de son village, preuve de la stabilité des caractères morphologiques de la race !

Quand on s'assied soi-même à une terrasse de
café, on n'a pas le temps de s'y ennuyer : à peine
installé, vous voyez commencer un défilé inin-
terrompu de marchands ambulants : les articles
les plus hétéroclites vous sont offerts, non seulement des cartes postales et du tabac, mais des
pantoufles, des fruits, du pain, des gâteaux, des
œufs et des poulets, des chasse-mouches, des

fouets, des légumes, des tarbouch, des brosses, des tissus, des vêtements et des articles de ménage ; mais aussi et surtout des ornements en verrerie : colliers, bracelets, pendeloques souvent du meilleur goût, fabriqués à Paris, à Venise ou à Khartoum séduisent les moins coquets. La patience que mettent tous ces marchands à vous tenter, sans vous obséder : leur politesse sans obséquiosité, sont remarquables : jointes aux bas prix auxquels ils vendent, elles ne peuvent manquer de faire marcher leurs affaires !

L'absence de menue monnaie est aussi avantageuse pour ces petits commerçants : la pièce divisionnaire la plus petite est la demi-piastre qui vaut 12 1/2 centimes ; impossible donc de payer un journal ou un morceau de pain un sou, cela vaut toujours deux sous et demi ! les millimes, dont la valeur figure par exemple sur les timbres-poste, n'existent guère ; on m'en a rendu un jour à un bureau de poste, ce sont les seuls que je vis ; à une banque, on me solda en timbres des millimes qui m'étaient dus à cause du change. Malgré cela, la vie n'est pas très chère, seulement le tourisme de luxe est organisé d'une façon coûteuse, d'où la réputation de l'Egypte d'être dispendieuse pour le voyageur.

CHAPITRE XVI

LA PROVINCE D'ÉGYPTE

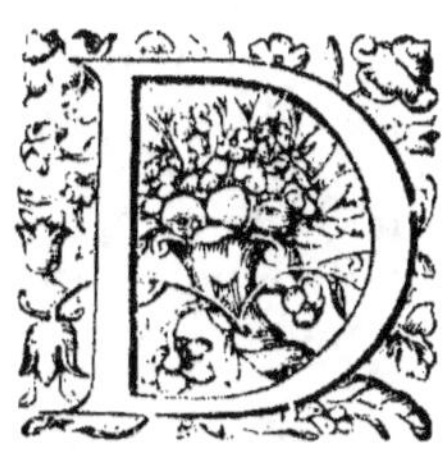

Es amis d'Égypte m'avaient vivement déconseillé de faire mon voyage en automne; je ne regrette pas du tout de ne pas les avoir écoutés, car, s'il faisait chaud à Alexandrie à cause de l'humidité de l'air marin, la température du Caire était absolument exquise de 25° à 32° C. comme extrêmes du jour et de la nuit; évidemment, dans les déserts entourant les Pyramides de Guizeh et surtout de Sakkarah, où se trouvent réunis les tombeaux anciens les plus remarquables de la Basse-Égypte, il faisait beaucoup plus chaud; mais la chaleur était si sèche qu'on n'en souffrait guère, monté sur un bon bourricot et enveloppé de flanelle claire; le proverbe arabe dit : « ce qui est bon contre le froid est aussi bon contre le chaud. »

Le Nil était en crue, et tous les jours, les agriculteurs, les marchands, les financiers consultaient avec passion la cote du fleuve, dont les oscillations se reflétaient dans la cote de la Bourse : beaucoup d'eau, beaucoup de récoltes avec leurs conséquences sur le cours des marchés et sur la richesse publique. L'eau qui montait n'avait pas encore pu servir de bouillon de culture aux larves des moustiques, aux microbes et à toutes ces oscillariées fétides qui donnent aux marécages leur « odeur de fièvre ». J'ai d'ailleurs eu une impression que le docteur Jeanselme a rapportée du delta du Fleuve Rouge au Tonkin : dans le marais, la végétation phanérogamique est si puissante et si envahissante qu'elle tue toutes les cryptogames, malfaisantes par elles-mêmes et par les êtres inférieurs qu'elles hébergent ; la forêt est le refuge de tous ces êtres nuisibles à l'homme. Or, en Égypte, il n'y a pas de forêt ; mais dans le delta du Nil la végétation est comparable à celle de l'Indo-Chine, et l'intensité de sa croissance et de sa pullulation est remarquable : à peine est-on sorti de la banlieue un peu pouilleuse d'Alexandrie, qu'on voit apparaître des champs d'une verdeur délicieuse et d'une fécondité qui surprend même le Français, habitué pourtant à un sol fertile.

Le maïs, le sorgho, les aubergines et surtout le coton couvrent d'immenses espaces ; les champs de cotons sont fort jolis avec leurs arbustes à grandes feuilles un peu foncées, piquées de grandes fleurs jaune pâle à leurs sommités et portant plus bas les noix qui laissent déjà apparaître les blanches touffes de coton. Des groupes de palmiers parsèment ces champs et les habitants commencent à récolter les premières dattes, qui ont une jolie couleur bleu prune, on dirait de loin des quetsches ; il y en a d'énormes qui atteignent jusqu'à 5 et 6 centimètres de long. Le grand nombre de petits villages de Fellahs prouve que le sol peut nourrir beaucoup d'habitants.

Comme le sol, comme la végétation, les maisons sont des dons du Fleuve, car elles sont construites en vase séchée au soleil ; la vaisselle d'ailleurs aussi, partout on voit des amphores, des jattes, des brocs modelés en vase du Nil, de couleur un peu foncée, mais de forme classique et harmonieuse. Rien d'étonnant que les habitants barbotent toute la journée dans la vase : partout on voit des gens accroupis sur les bords des ruisseaux, des canaux, des flaques, qui malaxent la terre, à moins qu'ils n'y soient immergés à mi-corps. Cette occupation n'est pas toujours sans inconvénient : dans cette eau impure, ils prennent l'ankylostomiase, et surtout la bilharziose, que j'ai décrite dans un précédent chapitre.

Comme de raison, les femmes sont moins atteintes que les hommes, parce qu'elles se livrent moins aux travaux de potier ou de briquetier.

Les impaludés sont beaucoup plus rares que les urinaires. Néanmoins, nous avons vu des cas de splénomégalie et de cirrhose infectieuse du foie qu'on serait porté à attribuer de prime abord au paludisme : à tort peut-être, car ils peuvent aussi provenir d'une des très nombreuses infections intestinales, en particulier de la dysenterie amibienne fort répandue, tant sous sa forme aiguë que chronique. Si le traitement par l'émétine réalise les espérances qu'il a fait naître, il sera une des plus belles acquisitions thérapeutiques que nous ayons faites depuis celle de la quinine : car une des affections les plus communes et des plus meurtrières sera vaincue. Même si la mortalité par la dysenterie aiguë n'est pas toujours considérable, ses complications, en particulier l'abcès amicrobien du foie, sont redoutables : nous avons vu plusieurs de ces cas, tant opérés qu'en observation en vue du diagnostic, souvent difficile, même quand l'abcès est soupçonné.

Presqu'autant que les hommes, les buffles

d'Égypte affectionnent la vie aquatique. C'est un être bizarre cette « gamouse », comme on la désigne dans le pays : de couleur gris-éléphant, à ossature encore plus saillante que celle de la vache, cette bête porte le museau relevé et les cornes aplaties sur le cou, ce qui lui donne un air stupide. On raconte à son sujet une jolie légende : le Bon Dieu ayant créé la vache, Satan se moqua de sa forme peu élégante… « Fais-en donc autant », dit Dieu au Diable. — « J'accepte le défi », répondit celui-ci ; il se mit à l'œuvre et fabriqua la gamouse. Malgré son origine infernale, cette bête rend d'excellents services : elle donne du lait et du beurre fort bons ; on mange sa chair, elle sert de monture, d'animal de bat et de trait ; comme tel, elle fait tourner de nombreuses norias, tire la charrue et les charrettes. Dès qu'elle est libre, elle se plonge dans l'eau et se mêle, parmi les papyrus sauvages et les lotus aux blanches corolles poétiques, aux oies, aux grues, aux cigognes et aux ibis qui peuplent en abondance les lagunes.

. . .

La Province est aussi curieuse que la capitale — tout comme chez nous. Voici d'abord Ismaïlia, célèbre pour avoir vaincu le paludisme par la campagne acharnée qu'elle fit contre les anophèles. Effectivement, il n'y a plus de paludisme, mais il y a toujours des anophèles. Seulement, comme ils ne trouvent plus de sang infectant, leur piqûre ne transmet plus le virus et on vit tranquille dans cette jolie localité, que créa le grand Lesseps et qu'entretient la puissante Compagnie de Suez ; elle est presque exclusivement habitée par les agents de la Compagnie, pilotes, fonctionnaires, télégraphistes, médecins, parmi lesquels notre ami et confrère le Dr Jardry.

ancien interne des hôpitaux de Paris, dont nous
avons déjà, au cours de ce récit, vanté l'amabilité. Malgré l'absence de la malaria,lui, comme
tout le monde, là comme ailleurs, dans tout le
Levant, dort toute l'année sous la moustiquaire:
car moustiques et mouches sont des ennemis
féroces! Il m'arriva une nuit de sortir,pendant le
sommeil, — on peut bien être un peu agité par
une nuit de 40° — ma jambe droite de dessous
ma moustiquaire; le lendemain, je pus compter
plus de soixante piqûres sur mon pied et mon
mollet! Sans craindre de passer pour un douillet,
je puis affirmer que c'était vraiment douloureux!

Il y a à Ismaïliah un syndicat encore inconnu
en Europe, sans statuts ni règlements, mais
d'une cohésion rare et exemplaire, bonne à imiter
par bien d'autres groupements que les médecins
n'ont pas besoin de chercher bien loin! c'est
celui des cuisiniers : tout ménage aisé a un cuisinier, les femmes ne travaillant pas. Il nourrit
le maître à forfait et honneur à lui! il le nourrit
bien. Vous lui dites à 11 heures 1⁄2 : « Mohamed
— tous les indigènes s'appellent Mohamed ou
Ahmed ou Hamed — Mohamed, j'ai six personnes
à déjeuner à midi, arrange-toi pour leur servir
à déjeuner. — Oui, Sidi, » répond le disciple de
Brillat-Savarin.

Il sert un superbe poisson, un gigot, un poulet,
une pièce montée.Seulement, dans la maison, au
bout de l'endroit où l'on devait manger un poisson, les maîtres voient apparaître des brochettes
de foie de bique; ailleurs, où l'on avait demandé
un gigot, il y a un poulet frit : dans une troi-
sième maison, le poulet rôti est remplacé
par des alouettes — et les plats commandés ont
simplement pris le chemin de la maison où il y a
six invités tombés du ciel ou descendus du train!
Parfois un habitant retrouve sa propre vaisselle
chez son hôte — tout cela grâce à la collabora-

tion des cuisiniers qui ne se refusent jamais un service entre eux, à charge de revanche. Qui pourrait s'en plaindre, dans un endroit où l'on ne peut pas amener les visites au restaurant du coin, parce qu'il n'en existe point! Et puis à quoi bon se plaindre? Si vous renvoyez le maître-queux, son successeur sera syndiqué comme lui : vive le communisme culinaire!

A Port-Saïd, il y a aussi bien des choses curieuses, d'abord l'existence de la ville elle-même sur du sable aride à peine plus élevé que le niveau de la mer. La ville est dominée par une haute cheminée : quelle peut bien être cette usine? c'est le Cold Storage, l'appareil frigorifique, qui permet de conserver les aliments pour les habitants d'abord et pour les nombreux navires qui viennent se ravitailler là : on y conserve jusqu'à des roses qui réjouissent l'œil quand on vient de l'Océan ou du désert, mais dont la vie est encore plus éphémère que d'habitude. La température est extrêmement élevée, mais il y a de l'eau pure en abondance : c'est de l'eau du Nil filtrée deux fois sur sable : ensuite, les maisons sont souvent construites avec des vérandas, et, dans plusieurs rues, il y a des arcades, sous lesquelles on peut circuler à l'ombre : néanmoins, de 10 h. à 4 h., on ne voit personne dans les rues : le soleil est trop dangereux et mieux vaut faire la sieste que de s'exposer à ses rayons.

Du haut du balcon de notre hôtel, on dominait une vaste étendue de sable et de mer; des salines y jetaient une note blanche par leurs tas de sel qui brillaient au soleil au point de faire mal aux yeux. Le silence de cette ambiance pénétrait jusqu'au centre de la ville et, malgré l'animation du port, on n'entendait que peu de bruit. Seul le chant monotone des équipes indigènes, qui engouffrent des milliers de couffins de

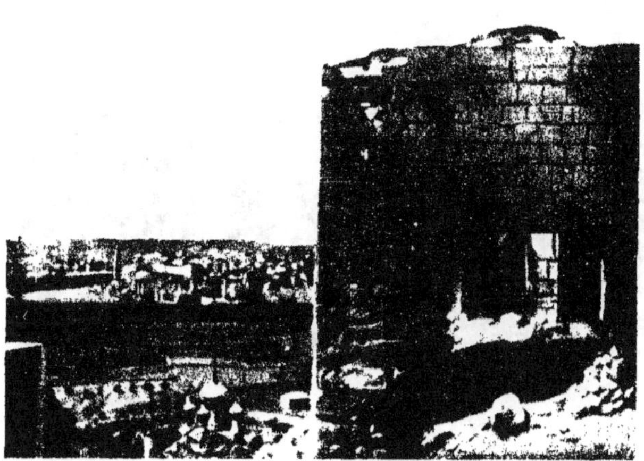

JÉRUSALEM. — Vue prise du Mont des Oliviers (page 156)

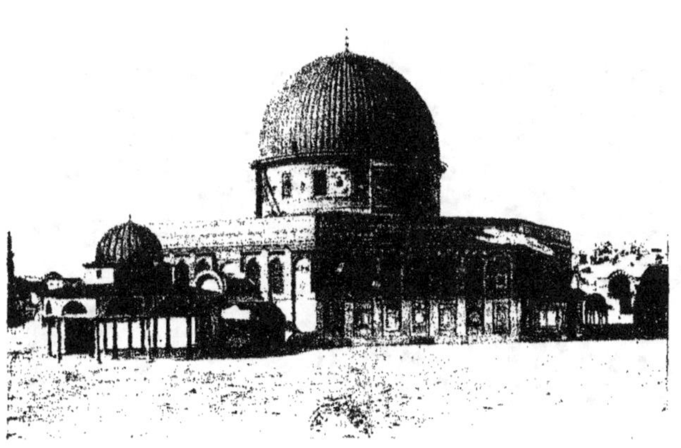

JÉRUSALEM. — La Mosquée d'Omar (page 155)

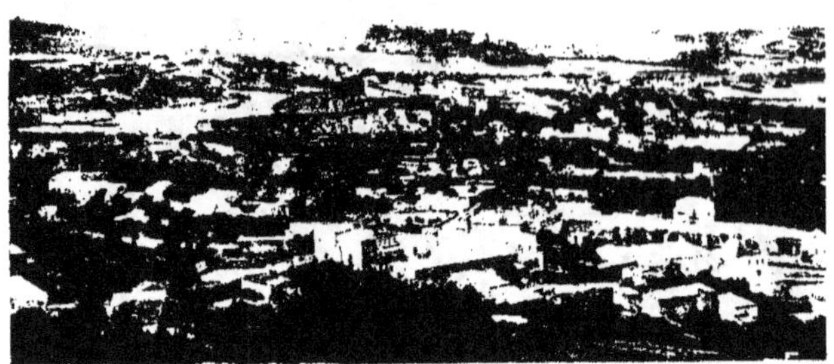

NAZARETH — Vue générale (page 168)

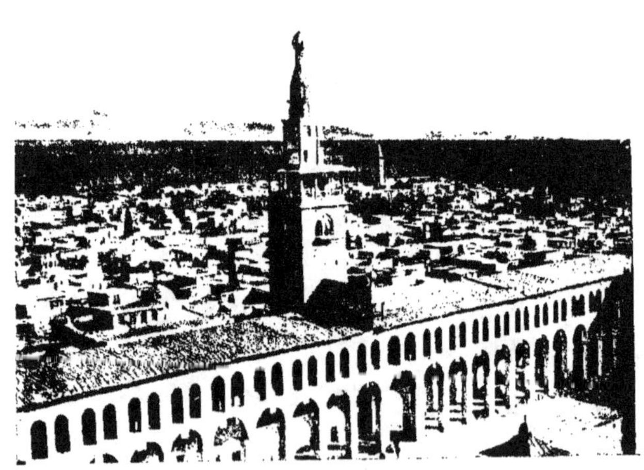

DAMAS — La Mosquée des Ommiades (page 170)

houille dans les flancs des navires, flottait parfois
dans l'air. C'est une corporation bizarre que ces
ouvriers en charbon, dont le travail consiste à
ravitailler les paquebots : réunis en tribus de
cinquante et même de cent hommes sous la
direction d'un chef avec lequel on traite et que
l'on paye, ils s'embarquent sur un chaland char-
bonnier, abordent le paquebot, remplissent avec
les mains leur couffin de houille et vont en courant le vider dans les soutes : ce travail est
accompagné d'un chant monotone: un des hommes ne travaille pas, mais chante des litanies
dont les autres reprennent le refrain, qui semble
être le nom d'Allah. Quand ils rentrent après la
besogne accomplie, ils sont exténués et tout
noirs de poussière de charbon collée par la
sueur. Le commerce de charbon serait rémunérateur.

Dans les rues de Port-Saïd il y a beaucoup de
magasins, qui sont tenus par des habitants de
tous les pays d'Europe, d'Asie et d'Afrique.
A côté des succursales de grands magasins de
Paris, de Londres et de bazars d'articles d'Allemagne, il y a des boutiques d'Indous, de Chinois,
d'Arabes, de Grecs, d'Italiens: il y a aussi des
banques, des agences de navigation de toutes
les nationalités, du gros commerce pour les
navires : il y a encore des marchands de tabac,
des hôtels, des cafés de toute espèce, même de
la pire — ils sont du reste relégués dans une
seule rue — où l'on débite, à côté des boissons,
de l'amour et des maladies vénériennes.

Il y a aussi un casino sur une belle plage de
sable, où l'on prend des bains de mer; seulement, il ne faut pas s'aventurer bien loin de la
rive : les requins sont assez communs dans ces
parages et fort dangereux; il est rare de ne pas
en voir quand on vient aborder à Port-Saïd. Il
y a d'autres poissons aussi en abondance, que les

pêcheurs ramènent parfois en d'énormes filets sur la plage; ils trouvent facilement preneurs pour leur marchandise, car tous les navires en achètent en passant. De cette plage, on a une vue superbe sur l'immense jetée qui s'avance dans la pleine mer et qui est destinée à empêcher le limon provenant de l'embouchure du Nil d'ensabler le Canal de Suez. Une belle statue de Lesseps sur cette jetée vous rappelle que cette ville artificielle si prospère est, comme le Canal lui-même, une œuvre de notre génie national: nous avons le droit d'en être fiers.

CHAPITRE XVII

JAFFA ET JÉRUSALEM

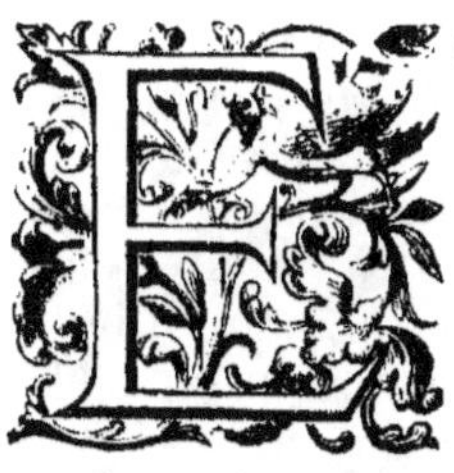

E quittant Port-Saïd pour Jaffa, à bord de l'*Odessa*, bateau russe sur lequel nous connûmes la cuisine et aussi la malpropreté moskovite, je me demandai, avec un peu d'angoisse, si je n'aurais pas dû rester davantage en Égypte et si j'allais trouver l'équivalent, comme curiosités, en Asie. Un banc de poissons volants, que j'avais pris tout d'abord pour une bande d'hirondelles rasant la surface de l'eau, vint me montrer une première nouveauté qui me consola : bientôt apparût Jaffa, étagée sur une colline, entourée de plantations d'orangers : son aspect pittoresque me rassura et, lorsque les bateliers indigènes vinrent envahir notre navire pour nous conduire à terre, je vis que l'Asie aussi avait son charme — charme douteux dans le cas particulier ! le débarquement à Jaffa est mal famé : une large ceinture d'écueils oblige les navires à jeter l'ancre à près de trois kilomètres de la rade : la mer y est mauvaise et les voyageurs sont secoués et douchés dans les barques qui les transportent à travers les récifs vers la terre ferme ;

parfois, il y a des naufrages, malgré l'habileté des bateliers turcs ; d'autres fois, il n'est pas possible du tout de débarquer, et on est obligé d'aller jusqu'à Haiffa dont la rade ne vaut guère mieux que celle de Jaffa, ou même jusqu'à Beyrouth, qui a un port à peu près acceptable. Nous pûmes débarquer sans autre ennui qu'un peu de nausée ; notre conducteur fut même raisonnable comme prix, ce qui n'est pas non plus la règle. Il est vrai que le comte Pottier, vice consul de France, avait bien voulu envoyer son kawass à ma rencontre comme je l'en avais prié par cablogramme. Le kawass est un gardien armé du consulat auquel il est attaché ; ceux des consulats français sont généralement d'anciens militaires de nos troupes algériennes ; malgré leur grand sabre, leurs poignards, pistolets et leur fouet, dont ils sont armés, ce sont de braves et pacifiques gaillards, qui sont aux petits soins pour les compatriotes dont ils ont la charge. On l'avait vu s'embarquer pour venir à notre rencontre : tout Jaffa savait déjà qu'un grand et puissant seigneur allait arriver ! aussi les douaniers n'eurent pour nous et pour nos bagages qu'un respectueux salut. Ainsi, mes plaques photographiques, mes livres, mon revolver, firent une entrée paisible dans l'Empire Ottoman, au mépris des règlements aussi draconiens que prohibitifs. Notre kawass fit signe à un porteur qui prit notre malle sur son dos et nous conduisit à travers les ruelles qui avoisinent le port jusqu'à une rue un peu plus large, où une voiture nous prit pour nous conduire dans la concession allemande, où se trouvent les deux seuls hôtels de la ville. Ne vous effrayez pas : les Allemands de Palestine ne sont pas de terribles pangermanistes du fond de la Prusse. Ils sont les descendants de Wurtembergeois protestants qui émigrèrent de leur pays avant 1870 pour ne pas être obligés de se soumettre au service militaire obligatoire et universel ; leur conscience et leurs principes religieux leur interdisaient de porter les armes contre des frères en Dieu. Saluons avec respect ces antimilitaristes d'une espèce différente de ceux de nos jours ! ils parlent d'ailleurs tous parfaitement le français ; ils vous accueillent bien et ne salent pas les notes des ennemis héréditaires. Leurs colonies à Jaffa, à Haïffa et ailleurs, sont propres et bien tenues et ne peuvent être comparées qu'aux colonies agricoles israélites, qui, elles aussi, sont propres, aisées et prospères. Tout le vin qu'on trouve dans le Levant porte la marque Richou de Sion et est récolté par les colons juifs ; c'est un produit excellent qui porte les noms de Bordeaux, Bourgogne, Graves ou Chablis selon l'origine des ceps. Les colons sont tenus d'être cultivateurs ; le commerce leur est interdit ; ils exploitent également une partie des superbes vergers d'orangers, dont les fruits sans pépins sont connus sous le nom d'oranges de Jérusalem. Leurs villages, fondés par la bienfaisance et entretenus par la générosité de quelques riches familles coreligionnaires, forment un contraste criant avec la ville turque ; là le sol, les maisons, les boutiques, les marchés, les cafés, leur vaisselle et les narghilés sont d'une saleté repoussante ; les individus sont d'une paresse extrême et restent, pendant de longues heures, accroupis devant leur café, fumant ou ne fumant même pas, pendant que d'énormes chameaux, beaucoup plus grands que ceux d'Afrique, passent dans les rues, mélangés aux ânes, aux moutons, aux bœufs, aux chiens errants ; d'épais nuages de poussière, dorée par le soleil, et des myriades de mouches flottent dans l'air. On voit de suite qu'on est sur le sol d'un continent immense ; des Perses, des Kirghises au type mongol, des Kurdes et des Arabes, des Turcs et des Afghans, voire même des Indous suivent les routes avec leurs bêtes, réunis par un seul lien, le culte d'Allah et la vénération de Mahomed, son prophète. Ils viennent sur cette terre sainte se rapprocher de leur divinité.

venant ou allant à la Mecque, relativement proche d'ici, et s'arrêtent à Jérusalem, où Allah fera un jour la sélection des bons et des mauvais, et que Mahomet a consacrée par son séjour.

* * *

Tous ceux qui passent à Jaffa se hâtent vers Jérusalem ; ni jour, ni nuit, le mouvement ne s'arrête ; souvent la nuit les clochettes de chameaux tintent et viennent bercer votre sommeil par leur son évocateur de souvenirs alpestres. Mais le jappement des chacals, qui leur répondent au loin, vous rappelle qu'on est bien loin des frais pâturages verts et des torrents mugissants. Il fait d'ailleurs chaud à Jaffa ; l'air est humide à cause de la mer et on transpire facilement, comme à Caïffa. Néanmoins, une promenade parmi les plantations d'orangers, coupées par des files de cyprès qui servent de brise-vent, et par d'énormes figuiers sauvages, rendez-vous de la gent ailée, est des plus agréable.

Nous montâmes à Jérusalem par le train ; le dernier wagon est muni d'une plate-forme qui permet aux touristes de bien voir le paysage. Il est superbe : d'abord la plaine avec ses plantations, puis on entre dans la vallée du Ouadi es Sarar, qui finit par se rétrécir en gorge ; de loin en loin on voit un village qui porte un nom arabe dérivé du nom biblique. Le train escalade ainsi à travers les montagnes de Judée les 750 mètres d'altitude à laquelle se trouve Jérusalem

L'arrivée est assez banale : des porteurs, des cochers arabes qui s'agitent et qui crient, qui demandent des prix exorbitants pour finir par vous servir à bon compte ; au loin, une belle route blanche qui conduit à Bethléem, et qui tranche sur la teinte rouge de la terre alentour. Un savant hébraïsant m'a raconté à ce sujet qu'en langue égyptienne les mots « terre rouge » et « terre pro-

mise » étaient synonymes depuis la captivité des
Israélites. On arrive à la ville par une pente après
avoir traversé la Vallée du Hinnom ; c'est de là
qu'on voit apparaître ses murs crénelés qui reposent
à maints endroits sur des bases construites par
Salomon, au-dessus desquelles se trouvent des vestiges romains, suivis de couches dues aux croisés,
qui portent elles des travaux arabes et turcs. La
porte de Damas est un des endroits les plus typi-
ques, car la porte de Jaffa, à laquelle on arrive
d'abord depuis la gare, a subi des modifications
regrettables : à l'occasion de la visite de l'empereur
d'Allemagne on a percé une brèche à côté de l'ancienne porte ; d'autre part un artiste bien mal ins-
piré a construit une tour moderne sur la porte
même. La concession française, avec l'Hôtel de
France, et les autres établissements religieux européens se trouvent hors de la ville. Ils forment
comme une banlieue du côté nord-ouest de l'enceinte et n'offrent rien de bien particulier ; l'établissement russe est le plus vaste, et l'église est importante et assez belle. Le couvent et l'hôpital de N. D.
de France sont grands mais sans caractère historique, ni artistique.

Quand on pénètre dans la ville, il y a bien plus
à voir : seulement, il ne faut pas entendre le mot
« ville » dans le sens européen moderne : pas
d'éclairage, pas d'égouts, pas de tramways, je
dirai même pas de rues, mais seulement des ruelles,
des passages, des voûtes, des impasses, des cours
et un pavé terrible dont nous avons déjà parlé ;
de magasins, dans le sens européen, point — sauf
un, remarquable d'ailleurs, appartenant à un Amé-
ricain qui vend des photographies et des antiquités de toute beauté ; puis une douzaine de boutiques, où l'on vend des objets en bois d'olivier
ou de cyprès, fabriqués sur place ou à Béthléem, et
des objets de piété venant de n'importe où : le
reste du commerce occupe des échoppes où on débite,

parmi des articles d'épicerie et des produits chimiques, de la mercerie, des crucifix et des chapelets. On est frappé par l'importance et l'influence de la religion catholique orthodoxe, du grand nombre d'inscriptions slaves et d'objets de goût et de style byzantin.

Le monument chrétien le plus important est l'Eglise du Saint Sépulcre. Elle est encastrée dans des ruelles et des couvents et adossée contre un monticule, de sorte qu'il n'est pas possible d'en avoir une vue d'ensemble. Ce qu'on voit comme constructions date du temps des Croisades. Son intérêt historique dépasse de beaucoup sa valeur artistique. Telle elle est, elle est issue de la fusion d'une série de chapelles et embrasse le Golgotha, le tombeau de Jésus et l'endroit où Sainte Hélène retrouva la vraie croix. Par conséquent, elle est grande, mais située à des niveaux différents; elle manque également d'unité dans la conception du plan architectural. L'intérieur ne fait pas non plus d'effet, et cela principalement parce que toutes les perspectives sont coupées; dans le culte grec, qui est aussi influent à Jérusalem que le culte romain, le chœur et la nef sont séparés par une cloison et les intervalles des colonnes sont garnis de tableaux et d'icones. On n'éprouve donc dans aucune cathédrale orthodoxe l'effet majestueux que produit une nef romane ou gothique; le Saint-Sépulcre ne fait pas exception à cette règle. En outre, tout le bâtiment est mal entretenu; on a déjà souvent raconté la compétition des différentes religions qui s'en partagent la possession; quand les représentants de l'une proposent une réparation, ceux de l'autre n'ont pas de plus grande satisfaction que de contrecarrer leur projet; de la sorte, tout reste en souffrance; ainsi la peinture du dôme s'écaille, des dalles du sol se descellent, les murs à hauteur d'homme sont crasseux. Les prêtres des différents cultes en viennent parfois aux mains, et c'est sans fierté que je vis, installés sous le vestibule, les trois gardiens musulmans, corrects et sérieux, qui sont chargés d'assurer parmi eux la paix et de veiller à ce qu'ils respectent leur propre sanctuaire.

Nous voudrions bien pouvoir résoudre la question de l'authenticité des emplacements désignés et vénérés, mais nous ne possédons pas de documentation personnelle; en tous les cas il n'y a pas de motifs pour ne pas les accepter pour ce que la tradition y voit. Il en est de même pour le chemin de la croix, la Via Dolorosa, où les différentes stations sont désignées par des fûts de colonne ou d'autres pierres enchassées dans les murs; leur seule apparence prouve leur haute antiquité.

En suivant cette voie, on arrive au Haram ech Cherif, l'enceinte sacrée des musulmans. On ne peut y pénétrer qu'accompagné du kawass de son consul respectif et malgré lui on n'échappe que difficilement aux lazzis et aux malédictions de la jeunesse arabe qui rôde autour de l'entrée. Le Haram forme une vaste plate-forme autour de l'endroit sur lequel s'élevait le Temple de Salomon, et il est certainement ce qu'il y a de plus beau à Jérusalem. La Mosquée d'Omar a remplacé, à peu près au milieu de l'esplanade, le Temple de Salomon, et elle abrite le Rocher Sacré sur lequel les Israélites immolaient les bêtes de sacrifice; le style de cette mosquée, lignes, proportions et couleur bleu-foncé obtenue par des faïences à arabesques, qui tranche sur la blancheur du sol, sont d'une harmonie et d'une douceur exquises. Une mosquée, quelques kiosques, la tour Antonia, des palais, une caserne turque et quelques puits communiquant avec des citernes datant de la plus haute antiquité donnent à l'ensemble du Haram un air de noblesse, d'harmonie et de dignité, qui ne manque pas de vous émouvoir, surtout quand on réfléchit qu'on foule au pied un sol consacré depuis si longtemps au culte de Jéhovah. Outre le Rocher Sacré et les citernes, de vastes excavations creusées sous la plate-forme du Haram et connues sous le nom « les Écuries de Salomon » sont des témoignages du génie et de la puissance du peuple d'Israël. Ces écuries n'étaient certainement pas des écuries, mais des casernes ou des refuges pour la population de la ville ambiante en cas de danger, car leur exécution est admirablement soignée.

La même admiration pour le travail salomonien découle de la visite du Mur des Lamentations. Vers la ville, c'est-à-dire vers l'Ouest, le Haram est soutenu par un mur d'une grande hauteur et d'une solidité à toute épreuve ; on accède à sa base par une série de ruelles à pic qui serpentent à travers le quartier israélite. C'est là, au pied du mur, que les représentants de ce peuple naguère grand et uni, viennent se réunir pour pleurer leur gloire perdue et pour implorer le Seigneur de leur rendre leur pays et leur puissance. Là aussi on voit des pèlerins convaincus et fervents, élevant les bras au ciel le long du mur qui a soutenu et porté naguère la richesse et la beauté, la poésie et la philosophie de celui qui fut leur plus grand roi, mais qui a aussi vu « les impurs prendre son argent et son or et enlever ses beaux joyaux pour les porter dans leurs temples ». Respectons la peine et l'espérance de ces fidèles.

Ils viennent de tous les pays, mais surtout de Pologne : les Polonais sont reconnaissables à leurs bonnets de fourrure rousse et à leur boucle de cheveux en tire-bouchon, qu'ils laissent pousser de chaque côté du front ; leurs farouches regards de loups ne vous disent rien qui vaille et il paraîtrait que la visite de leur quartier serait plus dangereuse, surtout le vendredi soir, que celle du Haram lui-même.

L'autre côté du Haram opposé au Mur des Lamentations se confond avec l'enceinte fortifiée de la ville. Il fait face au Mont des Oliviers duquel il est séparé par la profonde vallée du Cédron ou Vallée de Josaphat : il n'y a pas d'eau dans le lit de la rivière. C'est là que devra avoir lieu le jugement dernier. Aussi est-il prudent de la part du croyant, pour être exact au rendez-vous, de se faire inhumer là : toute la pente occidentale est couverte de tombes musulmanes, toute la pente orientale, au pied du Mont des Oliviers, de tombes israélites, rangées autour de ce monument bizarre et inexpliqué qu'on désigne sous le nom de Tombeau d'Absalon. Pour éviter que la marche envahissante de ce cimetière n'escalade tout le Mont des Oliviers, des congrégations chrétiennes en ont acquis de vastes morceaux.

Au fond de cette vallée, juste en amont de cette nécropole, se trouve le souvenir peut-être le plus émouvant de la vie de Jésus, le Jardin de Gethsemani. La piété de quelques moines italiens y entretient des fleurs et des cyprès, et protège contre la pieuse barbarie des pèlerins quelques oliviers d'un âge extraordinaire, derniers rejetons des mêmes souches qui avaient produit les arbres sous lesquels pleura et pria Jésus la nuit où il hésitait entre la fuite et entre la détermination de porter devant les théosophes officiels ses idées inédites et révolutionnaires dans le monde où il vivait. Tout à côté on montre le rocher sur lequel ses disciples s'étaient endormis.

Telle qu'elle est, cette vallée, vue du haut du Haram, est un des plus beaux points de vue qu'il nous ait été donné d'admirer ; au fond toutes ces tombes blanches, le village de Siloë à droite, le Mont des Oliviers en face avec les quelques couvents parmi les olivettes, la rougeur de la terre sous le ciel d'Orient donnent un ensemble qu'on ne peut plus oublier quand on l'a vu.

Comme autres antiquités on trouve à Jérusalem relativement peu de chose, comparativement aux autres villes à si long passé. On voit dans le Cou-

vent des Pères Blancs l'antique piscine de Bethesda
et un intéressant musée d'antiquités palestiniennes.
Sur le Mont Sion, à l'emplacement de la maison de
Caïphe, une belle mosaïque romaine a retenu mon
attention. Au Tombeau des Rois un vrai labyrinthe
de chambres mortuaires taillées dans le roc et
accessibles seulement par des couloirs de communi-
cation très bas et étroits vous inspirent un peu
de la terreur que doit éprouver un être enterré vif
et en même temps une profonde admiration pour la
patience et l'énergie des hommes qui furent capables
d'exécuter un tel travail. Enfin on trouve quelques
églises du Moyen Age, mais qui ne présentent guère
plus d'intérêt artistique que la moindre de nos
églises de France dans les petites villes de province.

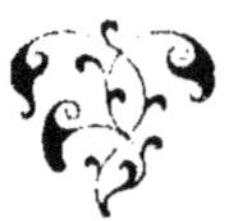

CHAPITRE XVIII

LA MER MORTE ET LE JOURDAIN
LA JUDÉE

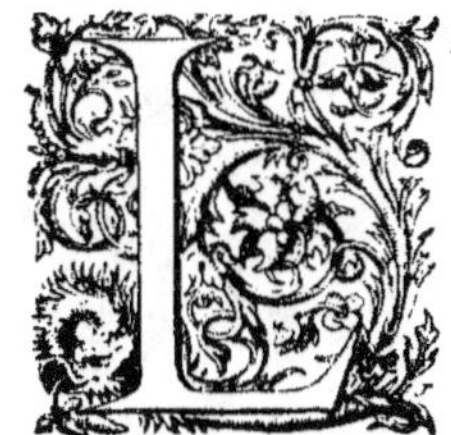

Les excursions au Mont des Oliviers du haut duquel on voit la Mer Morte, la vallée du Jourdain et les montagnes qui forment la limite des déserts de l'Arabie, de même que celles à Béthléem et aux Tombeaux des Rois sont très belles et intéressantes. Nous n'y insistons pas ; toutefois nous voudrions relever qu'à tous ces endroits la France est représentée par des missions catholiques, qui s'occupent d'une part des soins à donner aux malades, d'autre part d'instruction publique ; on y trouve de beaux hôpitaux, comme celui de Béthléem que notre ami le Dr Arab dirigea pendant plusieurs années, et de vastes établissements scolaires. Ces missions remplissent si bien leur rôle que notre langue est partout comprise et souvent même parlée. Dans les milieux indigènes aisés, dont l'idiome natal est l'arabe, on parle le français ; dans le peuple c'est le français qu'on sait, si on sait une langue étrangère.

On comprendra quelle importance cela acquiert pour notre influence nationale, pour notre rôle politique et commercial, et par conséquent combien ces missions ont droit à l'aide et à la protection de notre gouvernement. D'autre part c'est notre monnaie qui a partout cours, sauf pour les métallics, petite pièce de billon valant environ quatre centimes.

Nous n'aurions pas voulu quitter Jérusalem sans avoir visité la Mer Morte, ce bassin à peu près de l'étendue du Lac Léman qui marque la dépression la plus profonde de l'écorce du globe terrestre non immergée, soit 399 mètres au-dessous du niveau de la Méditerranée. On peut y aller en voiture sur une route, seulement cette route n'est pas une route de France : fondrières et pierres pointues, rochers glissants et moellons, trous et caniveaux alternent avec une fréquence ininterrompue : ils demandent un véhicule à toute épreuve et des chevaux aux pieds de chamois. Parfois les passages sont si scabreux qu'on nous fait mettre pied à terre, surtout dans la descente sur la vallée du Jourdain, où la route longe des précipices de 300 à 400 mètres. La dénudation du sol, sa blancheur, la réverbération du soleil et la chaleur naturelle régnant dans la cuvette de la Mer Morte, sans compter l'haleine de fournaise provenant des déserts ambiants et soufflant sur ces paysages lunaires exigent du voyageur une certaine intrépidité et beaucoup de vigueur. Il se joint à ces obstacles naturels un peu d'inquiétude : la contrée n'est pas très sûre et il faut être armé : des Bédouins, ces maraudeurs du désert, se livrent volontiers à des actes de brigandage, difficiles à réprimer chez des nomades qui vont se perdre dans les gorges inaccessibles des montagnes ou dans les sables du désert. Comme preuve de la justesse de mes dires je peux citer le fait qu'il est à peu près impossible de faire le tour de la Mer Morte, et, si j'ai parlé à des personnes ayant l'intention de le faire, je n'en ai pas rencontré qui l'ont fait, tant à cause des habitants, si clairsemés soient ils, qu'à cause des difficultés du sol et de l'absence de sources. Même pour descendre de

Jérusalem à Jéricho et à la Mer Morte on souffre de la soif. Il y a bien un puits, dit la Source des Apôtres, mais on y voit des sangsues, des limaces et des grenouilles qui vous coupent l'appétit : il y a aussi le Khan du Bon Samaritain : un khan est un enclos en murs, presqu'une petite forteresse, affermée par le gouvernement à un ou plusieurs hommes chargés de la gérer : on peut y faire entrer les animaux de bât, pour les mettre à l'abri des voleurs ; on y trouve une couchette — de la paille ou des nattes riches en poux, punaises et puces — de l'eau, du café et nous y trouvâmes du raisin ; l'eau dans laquelle nous le lavâmes, fut précieusement recueillie et portée aux poules qui picotaient les excréments des bêtes : elles ne se firent pas prier et en un clin d'œil le récipient fut vide. Nos trois chevaux venaient de fournir une étape de 35 kilomètres sur la route décrite : or aussitôt arrivé le cocher Chalil, de peau noire et de type nègre, leur donna à boire à discrétion : chacun prit environ 10 litres ; on se reposa une demi-heure et on repartit : ces bêtes supportèrent parfaitement cette façon de procéder si différente de celle d'Europe. Pleins de méfiance pour ces eaux, et moins heureux que nos bêtes, ma femme et moi nous trouvions réduits à la portion congrue, une petite tasse de café bouillant ! mais l'aspect extraordinaire de ces montagnes, la rencontre de deux chacals près d'une charogne, la profondeur du ravin du Ouadi el Kelt aux côtes duquel nous vîmes accroché dans une solitude impressionnante le couvent grec de Saint-Georges, vrai ermitage de pénitents, construit là sur les flancs de la Montagne de la Quarantaine, les formes bizarres des failles qui prouvent que la dépression de la vallée du Jourdain provient de l'effondrement de la surface du globe, les couleurs bizarres des rocs, nous dédommagèrent amplement de nos petites souffrances.

Elles n'étaient d'ailleurs pas finies : la nuit

que nous passâmes à Jéricho fut épouvanta-
blement chaude : les chiens, les chacals hurlaient et
de temps à autre le sourd grognement des hyènes
venait former une basse, pendant que tous les in-
sectes chanteurs se chargeaient de l'accompagne-
ment, soutenus par les cris des oiseaux de proie et
des hiboux, cependant que les moustiques bourdon-
naient avec rage autour de nos moustiquaires ; au-
dessus de notre tête une horde de rats menaient un
train d'enfer... il nous semblait du moins que ce
devait être des rats qui s'étaient donné rendez-vous
sur le toit plat de la maison ; subitement un coup
de feu fit le silence : le gardien de l'hôtel réveillé
comme nous avait été voir et ayant aperçu un gros
serpent l'avait tué d'un coup de carabine. Ce n'était
pas précisément une nuit calme ! mais elle ne fut
pas longue, car dès deux heures du matin notre
guide Ibrahim Dablé nous réveilla, prévoyant pour
le lendemain une journée très chaude à cause d'un
certain siroco du désert d'Arabie qui s'était levé.
Dès les premières clartés de l'aube toutes les bêtes
sauvages des ténèbres se turent et allèrent se terrer
devant la majesté et la puissance du Soleil, ce roi
de l'Univers.

A Jéricho on peut voir pour le moment les vestiges de la ville antique de l'Ancien Testament, mis
à jour par une mission scientifique anglo-améri-
caine : on voit en particulier les remparts. Des
maisons il ne reste rien, car, comme à Memphis en
Egypte, elles étaient construites en pisé et se sont
simplement changées en tas de terre. Il est probable
que les murs de la ville exhumés s'effriteront aussi
et qu'on ne les verra plus dans un laps de temps
plus ou moins long. D'innombrables moulins en
pierre jonchent le sol et prouvent que les matériaux
solides ont parfaitement résisté au temps. Les
restes de la Jéricho romaine se trouvent un peu
plus haut sur les contreforts des montagnes. Le village moderne est absolument insignifiant, très

pauvre, joli seulement par sa végétation subtropicale, possible grâce à la source Aïn es Soultan, dont nous avons déjà parlé.

Pour aller de là à la Mer Morte il y a deux heures de voiture à travers le fond de la vallée du Jourdain et à travers une solitude impressionnante. Le sol est bizarrement crevassé et raviné, on a souvent du mal à trouver un passage. La température est extraordinairement élevée et on raconte qu'en juillet et août les brindilles, résidus de la végétation du printemps, prennent parfois feu par la seule ardeur du soleil. J'ai vu en tous les cas les couches d'air tellement surchauffées par le sol, que leurs ondulations empêchaient de voir avec netteté la surface de la terre du haut de la voiture. Quand on approche de la Mer Morte il n'y a plus aucune végétation et des odeurs de gaz sulfureux se dégagent de la terre; celle-ci est humide à certains endroits, preuve qu'il y a des sources d'eau saline et sulfureuse; dans quelques trous on trouve d'épaisses couches de sels cristallisés donnant l'illusion d'une mare gelée. Au bord de l'eau on remarque une mousse épaisse qui se forme à la moindre brise, et qui est excessivement onctueuse et grasse au toucher; on a du mal à en débarrasser les mains quand on les y a trempées. Aucune bête ne vit ni aucune plante dans cette eau grasse, épaisse et sursaturée de sels. Mais, à l'encontre de ce qu'on raconte, nous vîmes une hirondelle voler dans ces parages. Seulement on ne peut pas nier la sensation de solitude, de morne silence et d'abandon dans ce paysage de désolation et d'aridité, qui a fait donner à ce lac le nom de Mer Morte et qui le justifie.

L'embouchure du Jourdain dans la Mer Morte n'est pas facilement accessible et on se contente d'habitude d'aller voir cette rivière à l'endroit que la tradition désigne comme celui du baptême de Jésus.

La rivière coule une eau jaunâtre, troublée par

une fine vase. Celle-ci garnit le fond du lit et est fort glissante et dangereuse pour le baigneur qui y perd pied facilement. Tous les ans des pèlerins isolés voulant se tremper dans cette eau sacrée pour eux, y périssent noyés. Le Jourdain est accompagné le long de son cours par un épais rideau d'arbres, de buissons et de haies, sous lesquelles poussent des lianes et des fleurs, le tout d'aspect tropical : le climat permettrait même d'y cultiver du café, mais il faudrait que le pays soit peuplé au lieu d'être désert et abandonné. Un batelier grec s'est établi dans cette solitude et vous fait faire pour un modeste salaire un tour de gondole sur la rivière. O douceur de ce contraste ! imaginez-vous d'être transporté subitement du plein désert en barque sur une de nos rivières de France, avec la bonne odeur de l'eau, avec la fraîcheur de l'ombrage des hauts arbres à feuillage, avec des hérons, des merles, des chasseurs d'Afrique, des martin-pêcheurs et autres oiseaux dans les fourrés, avec des joncs flexibles qui se balancent au fil du courant et vous comprendrez le charme particulier qui s'attache à la visite du Jourdain.

Nous remontâmes à Jérusalem un peu fatigués, mais absolument ravis de cette excursion et ma femme recueillit maints compliments pour son courage et pour son endurance de la part de ceux qui savaient ce qu'elle venait de faire.

Le deuxième centre d'endroits historiques se trouve plus au nord de la Palestine et est formé par Nazareth, Cana, le Lac de Tibériade. On peut y accéder de deux manières, ou par terre par Naplous, ou par la mer et Caïffa. La première route nous fut déconseillée comme ne présentant pas une sécurité complète : plusieurs actes de brigandage avaient été commis en peu de temps. Comme d'habitude on incriminait dans les milieux chrétiens le fanatisme musulman exalté par la guerre italo-turque en Tripolitaine : il a le dos large, ce fanatisme ! mais en réalité il s'agissait de vulgaires vols à main armée dans un pays sans gendarmerie. Nous prîmes donc le bateau de Jaffa à Caïffa ; cette ville est située au pied du Carmel, en face de Saint-Jean-d'Acre. Nous y logeâmes, comme à Jaffa, dans un hôtel allemand dans la concession allemande. Quelle différence entre ce village construit sur le modèle de ceux de la Forêt Noire et les ruelles de Haïffa ! ce que c'est doux aux pieds de marcher sur une route européenne après les pistes arabes ! quelle joie pour les yeux de voir ces jardinets bien cultivés autour des maisons et les champs et vergers des alentours ; quelle douceur pour les oreilles d'entendre le soir un chœur de jeunes filles exécuter dans une salle d'école à côté de l'hôtel des cantiques et des lieds allemands si doux comme airs ! On arrive à en oublier pour un instant notre frontière de l'Est hérissée de baïonnettes et les problèmes doulou-reux qui s'y rattachent. Du haut du Carmel on voit le Mont Thabor, témoin d'une victoire française et preuve de l'énergie dont notre race est capable : quelle hardiesse d'avoir osé porter nos armes dans ce pays torride, sans chemins, plein d'ennemis et de dangers : quelle gloire de les y avoir tous vaincus !

Le Carmel est une vraie chaîne de montagnes qui forme un cap sur la mer, le seul relief un peu im-portant de la côte de Syrie méridionale. De Caïffa on fait facilement l'ascension de ce promontoir et on y jouit d'un point de vue extraordinairement beau. Il est relativement vert : d'abord des moines en ont reboisé quelques parties et il y a de la végétation naturelle, due à des brouillards qui donnent de la rosée. On dit qu'il y a beaucoup de gibier ; je n'ai pas rencontré de gazelles, mais j'y ai vu d'innom-brables oiseaux d'espèces inconnues en France. On voit aussi le Kichon, dans le lit duquel il reste quelques flaques d'eau, donnant de loin l'impres-sion d'une vraie rivière.

Une voiture nous conduisit de Haïffa à Nazareth

et de là à Tibériade ; la route n'est évidemment pas
fameuse, mais comme elle traverse des régions
moins accidentées que celle de Jérusalem à la Mer
Morte, elle est praticable ; néanmoins quand il y
avait des champs plats à côté de la route, le cocher
quittait celle-ci pour rouler sur les champs labourés,
où l'on était bien moins secoué : le labour était évidemment moins profond qu'en Beauce, mais ce petit
fait illustre encore une fois bien ce qu'est une route
turco-arabe.

Nous ne pouvons pas énumérer tous les points
intéressants de ce parcours à travers la Samarie,
pays riche, plus habité et plus cultivé que la Judée.
A Nazareth il y a une église ancienne, l'Église de
l'Annonciation, au-dessus d'une grotte considérée
comme l'habitation de la Vierge. Mais le souvenir
le plus réel est le Aïn Myriam, la fontaine de Marie,
la seule source de ce vallon dans lequel est situé
Nazareth, et à laquelle tous les habitants viennent
boire et puiser de l'eau comme ils y vinrent de tout
temps ; un couvent anglais la met dans le commerce
en bouteilles stérilisées et le voyageur altéré est
enchanté de cette aubaine qui lui permet de satisfaire sa soif sans arrière-pensée microbiologique !

A Kafr Kennah ou Cana nous vîmes non seulement dans un couvent grec un des vases censé
provenir des noces de Cana et des vestiges d'une
mosaïque hébraïco-romaine du IIIe siècle dans une
chapelle des Croisés, mais aussi un spectacle moderne des plus curieux : autour de la belle source
sur la limite du village — chaque village a sa
source, ou plutôt chaque source a son village — une
caravane de près de cent chameaux venait d'arriver : ils venaient de Damas ; c'étaient des bêtes
superbes, harnachées toutes de la même façon avec
une grande richesse ; toutes les pièces de cuir étaient
rouges, les parties métalliques en cuivre resplen-
dissaient ; des pompons ornaient les cous et sur
chaque tête se dressait une corne terminée par un

croissant. Les conducteurs aussi semblaient aisés et étaient richement vêtus ; ils portaient de belles armes. Ils firent ranger leurs bêtes autour de la source, mais à une distance suffisante pour les empêcher de salir l'eau avec leurs museaux, avec leurs pieds ou avec leurs excréments ; puis ils prirent dans leur bagage plusieurs grands bassins en tôle, comme nos tubs, les remplirent d'eau et laissèrent chaque fois approcher cinq ou six des bêtes pendant que deux hommes allaient et venaient avec de vieux bidons à pétrole puiser l'eau et en remplir les bassins. La quantité d'eau absorbée était formidable. Ce tableau rustique oriental sous le ciel bleu foncé et sous la clarté éblouissante du soleil du Midi, encadré de quelques palmiers avec le blanc village et la mosquée comme fond, animé par le va et vient de quelques chèvres, d'ânes, de chiens, d'enfants et de femmes venant elles aussi chercher l'eau dans des cruches à forme antique et traversé par les cris des chameliers fut un des plus beaux du genre qu'il nous fut donné d'admirer.

Après une nouvelle étape, on voit du haut d'une crête apparaître à ses pieds la belle nappe d'eau du Lac de Genésareth ou de Tibériade : il est entouré partout de montagnes, sauf au nord, où il y a l'embouchure du Jourdain. A la plaine de Magdala : au-dessous de soi, on voit la ville de Tibériade, entourée de vieilles fortifications turques et dominée par le beau minaret de sa mosquée. Le lac est encore à 210 mètres au-dessous du niveau de la Méditerranée et la température est fort élevée dans la région. L'apparence du paysage est d'une douceur extrême et le sol d'une grande fertilité : on comprend que cette terre ait pu faire naître dans l'esprit des hommes le rêve chrétien de vivre comme le lis des champs en s'aimant les uns les autres !

Dans les rues de Tibériade il n'y a pas beaucoup de choses à voir : des maisons arabes avec de toutes petites fenêtres, un marché couvert et la belle mosquée. Les habitants vous regardent avec curiosité et avec amabilité. Ils ne se privent pas d'aller puiser de l'eau dans le lac au bout des ruelles qui y aboutissent, quoique tous les déchets de la ville y soient déversés sans vergogne. Dans ce lac vit toujours une riche faune de poissons et nous eûmes la satisfaction d'en voir apparaître sur notre table, ce qui changea un peu l'éternel menu composé de ragoût ou de rôti de chèvre, appelé mouton sur les cartes, ou des étiques poulets qui n'avaient jamais connu la joie de manger ni de boire. Il y a d'ailleurs deux espèces de poissons fort curieuses dans ce lac : l'un est le Chromis Simonis, étudié par Lortet, dont le mâle abrite les œufs et les petits dans sa gueule ; l'autre est le Clarias macracanthus qui crie quand on le prend ; l'hôtel possède une collection naturalisée assez complète de la faune, en particulier ichthyologique, de cette région. A une demi-heure au sud de Tibériade jaillit un groupe de sources sulfuro magnésiennes chaudes : près d'elles s'élève un établissement de bain dont la blancheur décore agréablement le paysage rouge, mais qui n'est guère utilisable pour les Européens à cause du manque de propreté ; les indigènes y soignent le rhumatisme. Comme à tous les thermes émergeant dans la vaste étendue qui fut l'empire des Césars, on y trouve des colonnes et d'autres vestiges des constructions romaines.

CHAPITRE XIX

DAMAS

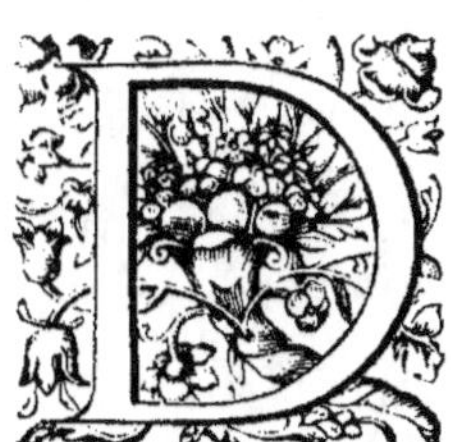

E Tibériade un petit vapeur fait le service à Samach, situé à l'extrémité méridionale du lac. Ce petit village composé de quelques maisons indigènes en pisé blanchi à la chaux à toits plats, est une station de la ligne de chemin de fer qui va de Haïffa à Deraat et de là à Damas. Nous y prîmes le train, qui parcourt la pittoresque vallée du Yarmouk ou Cheriat el Menadine, dont les eaux abondantes et torrentueuses roulent à travers des gouffres et des gorges sauvages, garnis de lauriers-roses. Il est très bizarre de voir cette région inhabitée malgré l'eau, qui permettrait facilement des irrigations : les Bédouins sauvages qui vivent là semblent être la cause principale de cet abandon. Le haut de la vallée aboutit à un cirque de rochers, escaladés par le chemin de fer sur de vastes lacets : du haut des précipices la rivière tombe en cascade au milieu d'une belle végétation.

A Deraat la ligne rejoint le fameux chemin de fer du Hedjaz, dont les hygiénistes ont eu et auront encore à s'occuper beaucoup : c'est cette ligne qui a été construite par la Turquie à l'aide de contributions volontaires des Musulmans pour conduire les pèlerins à Médine, d'où ils vont à pied à la Mecque et à la tombe du Prophète. On sait le foyer d'épidémies que forme ce centre de l'Islam, où les fidèles viennent se réunir depuis les Indes et la Chine jusqu'au Maroc d'une part, depuis le Turkestan jusqu'à la Mauritanie et le Congo d'autre part; ils y apportent presque régulièrement le choléra, parfois la peste, sans parler du typhus, de la dysenterie et de la dothiénentérie. Comme la durée du trajet en chemin de fer — elle est de quatre à cinq jours — n'est pas suffisante pour purger une quarantaine, l'Asie-Mineure est presqu'annuellement contaminée et le sera encore davantage à l'avenir. Nous croisâmes plusieurs trains de pèlerins : accroupis sur un peu de paille dans des wagons de marchandises, ils emportent avec eux quelques vivres et un peu d'eau, si précieuse dans ces déserts; inutile de dire qu'elle ne sert qu'à la boisson et nullement à la toilette : aucune mesure n'est prise contre le péril fécal. Les Européens n'ont d'ailleurs pas le droit de voyager sur cette ligne au-delà de El Maan, située comme latitude à peu près au niveau du Canal de Suez.

De Deraat la ligne est à peu près parallèle à la ligne française du Haourân qui n'est pas reliée à Deraat. Elle parcours le Haourân à travers un désert de pierres qui ressemble à une mer agitée, qui se serait figée subitement. De gros morceaux de lave couvrent le sol pendant des kilomètres et des kilomètres : de loin en loin des tas un peu plus hauts marquent un village, entouré d'un mur grossier en pierres qui se différencient à peine de celles qui couvrent le sol. Ce sont des Druses qui habitent cette Kalat Allah, ce qui signifie la Forteresse de Dieu. Je ne me rends pas encore compte comment il leur est possible de subsister là, où je ne vois pas d'autre ressource que la mort par la faim et par la soif. Quelle puissance d'adaptation que celle de la nature humaine !

Quand on approche de Damas le sol devient moins inclément ; on voit de nouveau des caravanes de chameaux qui traversent le désert. par ci par là il y a un village autour d'une source, on voit à l'horizon les montagnes de l'Hermon au pied duquel se trouve Damas et d'où sort la Barahta qui féconde la région ; le plateau qui à Damas est à 600 mètres d'altitude est beaucoup moins chaud que la dépression de la vallée du Jourdain, mais néanmoins la végétation ne reprend que dans les jardins qui entourent la ville. Là par exemple elle est splendide et tout l'Orient vante la richesse des vergers et la saveur des fruits de Damas. Nous avons déjà raconté pour quel motif d'hygiène préventive nous n'en pûmes jouir : risquer le choléra même pour la plus belle pêche est un jeu dangereux !

Damas a d'ailleurs d'autres curiosités qui valent la visite. Elle est la grande ville industrielle et commerciale du Levant ; dans les bazars et les souks les boutiques et les ateliers se suivent et se pressent. dans les rues les porteurs, les chameaux et les ânes se bousculent et ne ménagent pas les heurts et les coups de coude aux passants ; d'innombrables marchands ambulants vous assourdissent de leurs cris et dans la rue principale un tramway électrique ajoute son encombrement à celui du trafic. On peut acheter de belles choses à Damas : de précieux tapis et tissus d'Orient, des cuivres martelés, des sandales en bois précieux enchâssé de nacre. des meubles incrustés et ciselés, des bijoux : la plupart de ces objets sont fabriqués sur place sous les yeux des passants. et le touriste peut agréablement passer des heures à contempler le sculpteur sur bois ou le batteur de cuivre. ou l'incrusteur ou le fondeur de bijoux ; il peut aussi voir l'intérieur des boulangeries où l'on fait cuire des pains et des galettes à l'odeur appétissante. mais

que tant de passants tripatouillent avant de les
acheter que l'envie s'en va ; il en est de même des
confiseries qui exposent des sucreries et des fruits
confits de belle apparence, sans parler des débits
de tabac ; les restaurants aussi étalent parfois des
plats succulents ; on voit des blanchisseries où tout
le travail est fait par des hommes et par de petits
garçons, depuis le savonnage jusqu'au repassage,
de même que dans les teintureries ; les nombreux
établissements de bains sont aussi ouverts à tous
les regards et un œil indiscret y découvre facilement
des scènes de massage derrière quelque vague
rideau ou derrière un treillage dont il ne reste que
le cadre ; autour des fontaines publiques il y a toujours un attroupement de gens altérés, presque
autant que dans nos cafés à l'heure de l'apéritif, à
la seule différence près que les actifs Damassiens
boivent une eau excellente au lieu de s'intoxiquer
avec d'affreuses mixtures sorties des laboratoires
chimiques ; d'autres viennent à la fontaine pour
laver leurs pieds ou leur linge de corps, à moins
qu'ils n'y rincent des hardes sortant de l'atelier du
teinturier. Les cordonniers tiennent aussi une place
importante et d'innombrables pantoufles rouges,
vertes ou jaunes, donnent les plus jolies teintes à
leurs échoppes. Les tanneurs, les meuniers, les
marchands de grains sont relégués dans des quartiers un peu excentriques, tandis que les marchands
de parfumerie sont tout près du centre de la ville.
Enfin d'innombrables chiens errants traînent dans
les rues, se fourrent sous vos jambes, ou s'étalant
par terre vous tendant l'embûche de leur queue ou
de leurs pattes qu'on n'évite que pour glisser dans
un trou ou pour marcher sur quelque immondice.

Nous vîmes Damas particulièrement animée pour
deux motifs. L'un était la mobilisation du corps
d'armée syrien qui devait partir pour la guerre des
Balkans ; des réservistes et des recrues avec leurs
femmes et leurs enfants erraient en ville ou encom-

braient les abords des casernes et des édifices
publics; la population ne semblait pas leur prêter
grande attention, même pas quand une compagnie
se rendait à la gare musique en tête : un régiment
d'artillerie avec ses canons Krupp passa devant
nous et nulle haie de curieux ne garnissait son
passage. Au fait, personne ne savait où ils allaient,
ni pourquoi ils partaient. L'émotion a-t-elle été
plus grande depuis, en ne les voyant pas revenir
des champs de neige, de boue, de carnage et de
maladies de la presqu'île balkanique ?

L'autre motif d'animation était le départ de nombreux hadj ou pélerins. Damas conserve la canne
du Prophète qu'on promena sur une superbe étoffe
de velours grenat brodée d'or à travers la ville,
escortée de bannières et de musique : on la porte
tous les ans à La Mecque. D'autres cortèges prome-
naient aussi de simples bannières. Ceux qui les sui-
vaient battaient la mesure avec leurs mains, tandis
que le chef de file se retournait de temps en temps
pour crier la gloire d'Allah, cris repris en chœur
par le cortège. Mêlé à la foule, seul Européen parmi
les milliers d'Arabes, je ne fus jamais molesté ni
en actes ni en paroles, ni même par un regard de
haine : je ne me sentis jamais menacé d'une explo-
sion de fanatisme : nous voyant debout devant sa
boutique pour voir passer une de ces processions, le
marchand nous offrit gracieusement des sièges pour
nous asseoir. Un autre jour je m'engageai dans un
cul-de-sac pittoresque : les habitants vinrent me
prévenir aimablement qu'il n'y avait pas de passage ; je ne les compris point et suivis mon chemin ;
me voyant revenir sur mes pas au bout de quelques
minutes, ils me firent comprendre par gestes leur
regret de ne pas avoir pu se faire entendre et de ne
pas avoir pu m'éviter un dérangement inutile !

Il y a à Damas un monument arabe remarquable,
la Mosquée des Omniades : la cour avec ses fontaines, ses colonnes corinthiennes et le superbe

minaret en font un morceau d'architecture splendide. De nombreuses mosquées moins importantes
sont éparses dans la ville et on en juge le mieux
quand on monte sur les pentes du Djebel Kasioun
au-dessus du village de Es Salehiyé : là on domine
la ville et on voit émerger tous ces minarets plus
élégants les uns que les autres, souvent entourés
des feuillages foncés des cyprès, des platanes qui
eux dominent les myrtes, les saules pleureurs et
les autres arbres des jardins.

De Damas, nous partimes par le train pour Beyrouth. La traversée du Liban par la Célesyrie entre
le Liban et l'Antiliban est encore un parcours des
plus beaux. Nous y fimes halte à Aïn Sofar dont
nous avons déjà parlé.

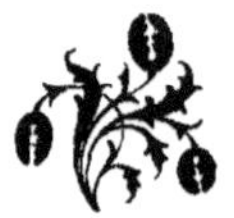

AU LECTEUR

P. P. C.

Nous arrêterons ici nos publications. En rédigeant ces notes un peu décousues, nous avons revu en souvenir une partie de notre voyage et nous en avons ressenti une grande satisfaction: un voyage de ce genre marque dans une vie et laisse pour toute sa durée un souvenir exquis; il laisse aussi une satisfaction d'amour-propre : l'agréable pensée des petites luttes soutenues et des obstacles surmontés victorieusement. Si nous avons relevé, sans rien cacher, mais sans rien exagérer, les petites misères résultant du climat et du manque de confort, nous l'avons fait avec le simple désir d'être sincère, mais sans aucune acrimonie. Nous avons éprouvé en échange de ces petits inconvénients tant de liberté et tant d'indépendance individuelle de toute entrave sociologique ou mondaine, qu'ils furent plus que compensés. Nous avons trouvé des hommes intelligents et francs, auxquels nous restons liés par une durable amitié et reconnaissance. Enfin nous avons joui de la clarté et du soleil du Sud, bienfaits inappréciables pour celui qui ne redoute pas les lignes un peu dures du jour méditerranéen : nous n'avons évidemment pas vu dans le Levant les doux horizons enveloppés des Vosges, de la Normandie ou de la Bretagne. Mais l'esprit français, fait de clarté et de netteté, ne redoute pas la claire vision des choses et la préfère aux brumes du Nord. Que ceux qui sont de mon avis suivent mon exemple : ils ne s'en repentiront pas.

Il nous reste à remercier notre cher Directeur d'avoir bien voulu donner l'hospitalité à nos articles dans son journal, et nos lecteurs d'avoir bien voulu nous encourager à en poursuivre la publication par leurs nombreuses marques d'approbation et d'indulgente sympathie.

TABLE DES MATIÈRES
ET GRAVURES

GRAVURES

I. — Le Village-Sanatorium, par Henri-G. Richter Secrétaire de la Commission Permanente des Congrès d'Hygiène et de Salubrité de l'Habitation. Ouvrage honoré d'une Préface de S. E. M™ la Comtesse d'Aberdeen, Vice-Reine d'Irlande, Présidente du Conseil International des Femmes pour la Santé Publique. — In-4°, 80 pages, 10 gravures et plans hors texte, 2 planches originales en sanguine. — 1910. . . . . **3** "

II. — Belgique et Hollande Médicales, par le Docteur Ghislain Houzel, Secrétaire Général de l'A.P.M., Lauréat des Sociétés Françaises d'Hygiène et d'Hygiène de l'Enfance, Médecin-Inspecteur des Écoles de la Ville de Paris. Étude suivie d'une Note sur Luxembourg et Strasbourg. — In-4°, 108 pages, 49 gravures et plans, 23 gravures et portraits hors texte. — 1911 . . . **5** »

III. — Mes Missions Pasteur : Australie, Rhodésie, Canada, par le Docteur Adrien Loir, ancien préparateur de Pasteur, Directeur du Bureau d'Hygiène du Havre. Conférence précédée de Souvenirs sur Pasteur Intime. — In-4°, 16 pages, 21 gravures et portraits. — 1912. . **0 50**

IV. — La Faculté de Beyrouth, la Médecine dans l'Empire Ottoman, par le Professeur Raphaël Blanchard, Membre de l'Académie de Médecine, Vice-Président de l'A.P.M. Conférence en faveur de l'influence française en Orient — In-4°, 12 pages, 10 gravures et portraits. — *Brochure vendue au profit de la Faculté Française de Médecine de Beyrouth.* — 1912. . . . . **1** »

V. — L'Orient vu par un Médecin : Egypte, Palestine, Syrie, par le Docteur Auguste Brind. Lauréat de l'Académie et de la Faculté de Médecine — In-4°, 180 pages, 24 gravures et vues hors-texte — 1913 . **2** "

VI. — Les Écoles de Rééducation des Estropiés et Accidentés du Travail, par le Docteur Ripert, de Fumay, Médecin Expert, Délégué Cantonal. — Un volume illustré. *(En préparation).* **1 50**

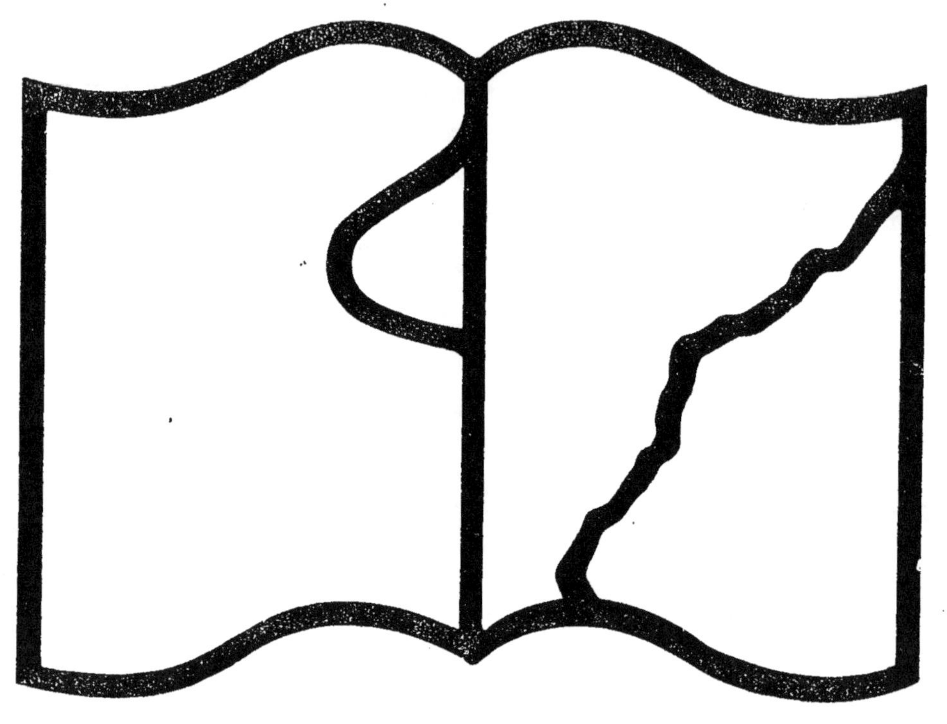

Texte détérioré — reliure défectueuse

NF Z 43-120-11

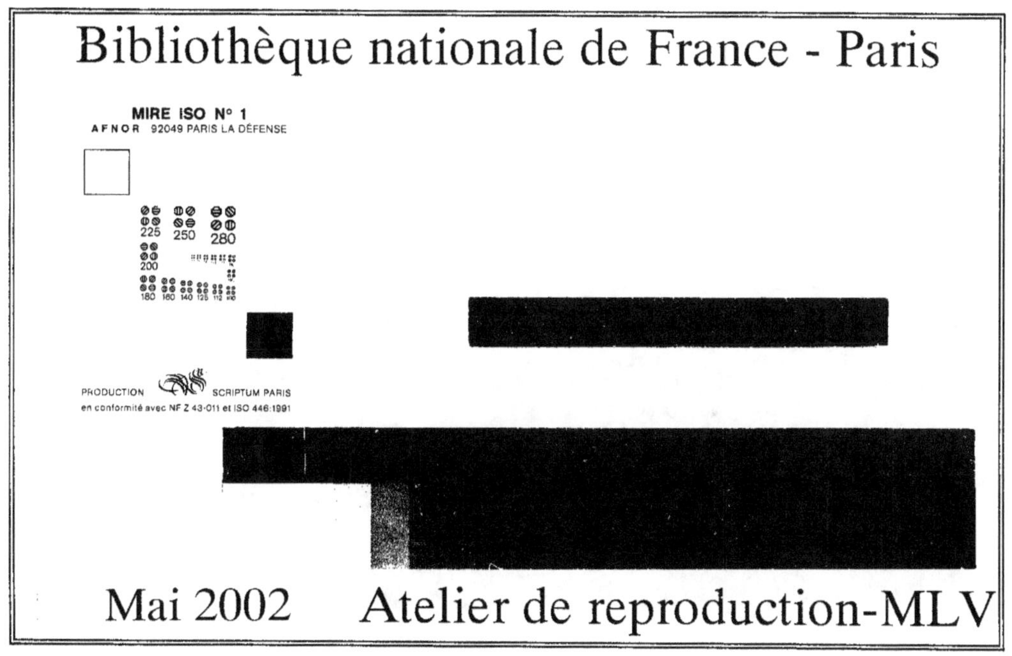